樂 府

.

心里滿了，就从口中溢出

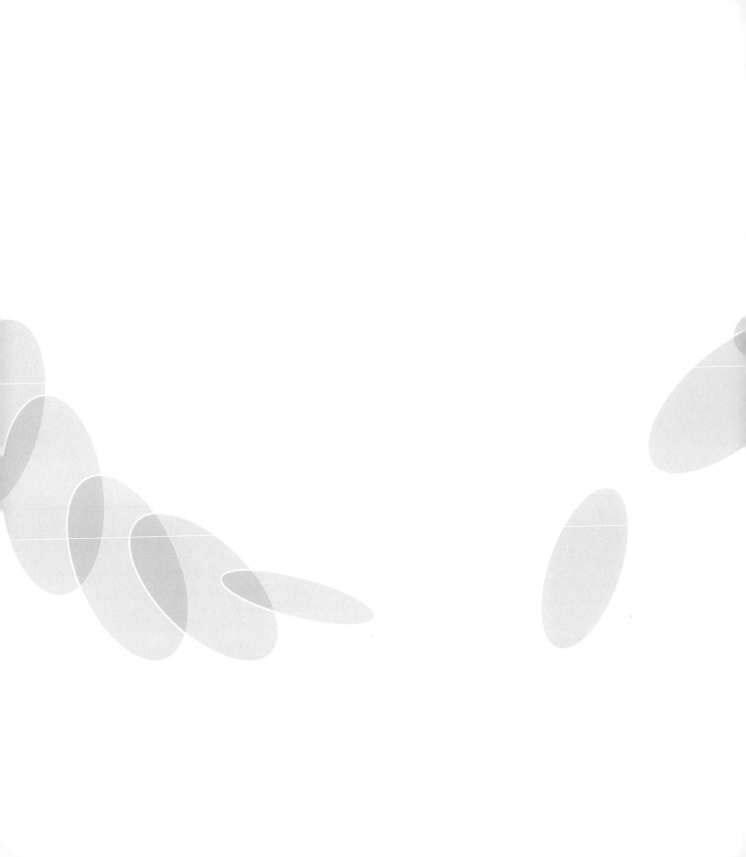

短而常 的
瑜伽

Yoga: a Manual for Life

Naomi Annand

[英] 娜奥米·安南德 —— 著

缪妙 —— 译

北京联合出版公司
Beijing United Publishing Co.,Ltd.

目录

最后的休息

呼吸的练习

小改变，大不同

关于瑜伽的零零碎碎

诗歌

感谢

延伸阅读

体式与技巧快查目录

前言
瑜伽于我的意义

刚过完 21 岁生日，我便为自己买了环游世界的机票，想着可以开启一段未知的旅程。那是充满了创伤的一年：伤痛终止了我在英国皇家芭蕾舞团做一名芭蕾舞演员的职业生涯。似乎在一夜之间，多年的训练化为乌有，这是我 10 岁以来第一次觉得，生活在我眼前延伸，却没有了明确的目的地。我本以为这次的冒险将主要来自不同的地理风情与外在事务，可以通过护照上盖的章和沿途的经历关联起来；没想到的是，我在这趟旅途中的大发现，并非外在的某个未知的风景地，而是我内心深处未知的自我。开启它的钥匙，就是瑜伽。

刚开始的时候，瑜伽对我的吸引力更多在于身体层面的改变。十多年高强度的芭蕾舞训练和多年用脚尖跳舞，使我的身体一团糟：膝盖后侧有囊肿，脚骨折过，还患有关节炎和肾上腺疲劳症。慢慢地，在火奴鲁鲁市中心后街的泰拳健身房和热瑜伽馆上了几周的课后，我开始了自我修复。我走路不再蹒跚，肩膀放松了，胸腔打开了，脚趾可以张开了。我开始觉得身体是我的一部分，而不再简单地把它当成一个追逐各种价值的工具。

而在我经历了一次次的屈曲、呼吸并完全地专注于每个动作之后，我体会到了更加深刻的改变。我变得更加自信，也开始跟自己进行必要的沟通，允许自己为失去的职业而悲伤。我开始学习如何接纳真实的自己。这听起来可能有些老套 —— 我开始对自己变得友善，这兴许是我成年之后的第一次。

随着练习的持续，我意识到这正是我要从事的职业。这一年年底，我开始全职瑜伽教学，自此从未停止过。在世界各地教学十年后，我在伦敦东部开了一家瑜伽馆 —— 小巷瑜伽馆。我希望能将我得自瑜伽练习的诸多收获分享给其他人，并借此将不同背景的瑜伽老师和学习者联系在一起，构建有意义的社区。这本书也是这些想法的延伸。我看到身边的人们挣扎于现代生活的各种需求 ——它的节奏、压力和无情；但我也看到了瑜伽如何帮助人们形成一种更加可持续发展的生活方式。当然，这意味着需要清晰阐释出一种能适用于当下的练习方式，一种直面真实的生活，有着明确时间控制和紧凑流程安排的瑜伽。它就是马上呈现给大家的《短而常的瑜伽》。

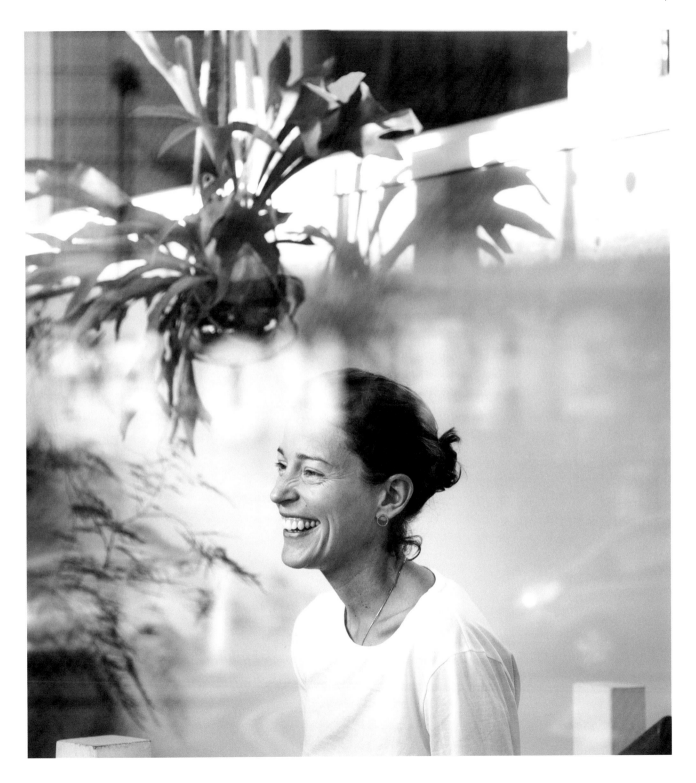

如何使用本书

我教瑜伽近二十年，唯一真切学到的就是：我还是初学者。瑜伽非常博大精深，它永无止境、无限深远。你没办法触到它的尽头。下面这句话听起来可能有点像糟糕的自赎式的陈词滥调，但是朋友们，恐怕这就是事实：旅途本身就是目的地。

有时候这也是阻止人们开始的原因，瑜伽似乎看起来太过庞大，无法征服。有太多的内容需要吸收：呼吸、动作、灵性和哲学。无论你是个全然的新手，还是有经验的练习者，其实出发点都一样：站到你的瑜伽垫上。

而我在这本书中所着力的重点，便是将这些东西做一个基本而简洁的整合。试图在一本书中道尽练习瑜伽的深远效用是不可能的，单是其中蕴含的哲思之广博与历史之厚重，就足够来个五卷本了。所以，本书从未声称是关于瑜伽及其古老传承的权威指南（我也从未声称自己是写那类书籍的人）。相反，这是一本关于现代瑜伽的指导书，尤其是关于瑜伽的体式，以及如何通过有序地组合这些体式，使你变得更平静、更快乐、更富有创造力。

当然了，这些都是非常主观的。书中所介绍的内容都基于我自己的瑜伽练习，基于我的生活经验和我从瑜伽当中获得的益处，以及大量的教学实践。正如我在教学中对学习者们的建议一样，我写这本书的意图也是希望它能帮助你们发现，你们才是自己最棒的老师。

有鉴于此，本书的大部分内容都是关于体式的：大量详尽的信息，指导你如何在每次练习时做到最有效的姿势，如何将这些体式按顺序排列起来，以及需要注意的常见错误。很显然，这就是你能从一位瑜伽馆老师那里学到的东西，本书并不是要替代老师的讲解，而是想作为它的补充：一种按照你自己的节奏

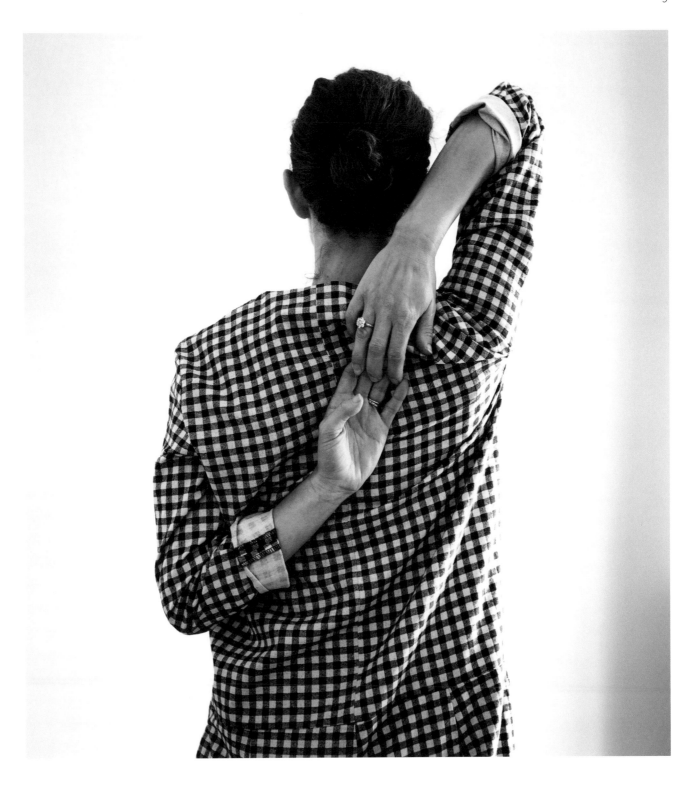

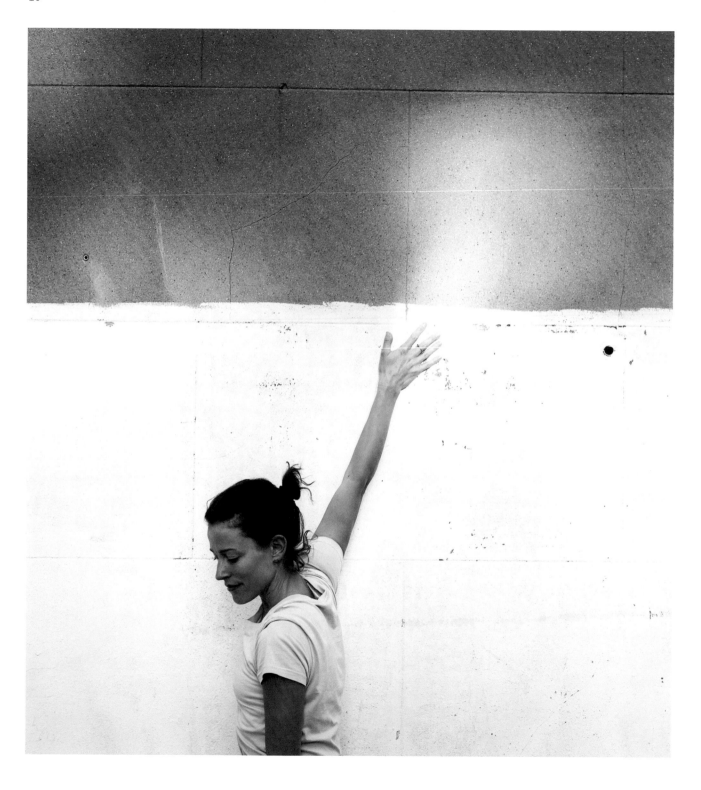

来改进和深化练习的方式。

有些人渴望培养在家自我练习的习惯，这是一种灵活的自我关爱的方式，用以填充我们繁忙而紧张的现代生活中挤出来的小空隙 —— 我希望本书也能成为这些人手中的有力工具。基于这样的原因，本书里提到的 9 个序列都是可调整的；有的序列只需要 10~20 分钟就可完成，如果你时间充足，它也可以是你较长时间练习的基础。每个序列都有其特定的设计意图，可用于缓解压力、振奋精神或扎根固基，你可以根据自己的心情和生活情境来选择。

而对于那些连 10 分钟都抽不出来的日子，我也列出了一系列即刻干预措施，即可以在 1~2 分钟内完成的瑜伽生活攻略。我称它们为"小改变、大不同"，因为它们确实可以在短时间内给你带来惊人的转变。

我一直很喜欢瑜伽当中这些"短而常"的方法，甚至在我成为两个孩子的妈妈，发现可以用来练习的时间几乎一夜之间完全消失之前就如此。这不仅是因为它们更便于安排，还因为这种方式可以让我们学得更好。更重要的是，这种练习方法更容易让我们的神经系统做出反应 —— 接受这些小的动作再校准，从而培养出一种新的、更健康的基准线。累积的变化必将带来持久的效果。从你的日常安排中找出一些小空隙 (可能只需要 5 分钟)，使它们成为你紧张的一天中暂停的机会。

不要因为这些时刻是匆忙捕捉到的，你就觉得你没办法真正地专注于其中。为了有助于提升专注力，我坚信不用音乐会好一些。因为音乐满载联想和记忆，容易唤起我们的各种情绪，阻碍我们完全专注于当下；而瑜伽的要点则在于彻彻底底地清醒地沉浸于此时此刻。如果你想听音乐，就只是听音乐，带着你完整且丰富的注意力去身临其境；如果你要练瑜伽，就只是练瑜伽。

带着这样的精神 —— 完全的专注，短而常 —— 我搭起了本书的框架。我没想过有谁会坐下来将它从头读到尾，更多的是希望在你需要打磨自己的练习技巧时，可以将它当作参考；以及在你试图寻找一种新的练习方法，或为在家练习的瑜伽序列找点新思路时，它能成为你灵感的来源。

当然了，在你开始整理自己的练习序列之前，你需要熟悉基本的知识点，从本质的、基础性的问题开始：瑜伽是什么？我为什么要练习它？

什么是瑜伽

当你坐下来认真思考这个问题时，很快会导向另一个更恰当的问题：什么不是瑜伽？因为当你真正地投入其中，当它开始拓展你的视野、激活你的思维时，瑜伽就不再只是瑜伽垫上的那点事了，而是扩展到了生活的方方面面：灵性、哲学、道德、慈悲心、自我及爱。尽管如此，我还是将本书的目标放在了身体层面的练习上，因为这是大多数人认识瑜伽的开始，而对一些人来说，开始的切入点会变成终生的旅程。即使你选择专注于瑜伽的身体层面，你也会很快意识到瑜伽并非只有一种练法。瑜伽有几十种练法，每一种都是实践中依据不同侧重点和处理方法而诞生的产物。我也要再次申明，本书不是权威，只是个人的经验分享。

对我来说，瑜伽在身体层面的练习，就是在身体运动、体式流变、呼吸引导的各种序列中专注体察，提升感知的层次，认识到我们与周遭的同行者一样，都是灵魂的具现。尝试了多种流派的瑜伽之后，我发现流瑜伽（Vinyasa Flow，也称为动态瑜伽）最适合我。梵语 Vinyasa 是指一些特定的动作处理方式，是其内在的精准与专注的体现。它的动作讲究流动性，但不需要"流"得很快；缓慢、稳定地移动才是目的，尤其注意姿势转换时的过渡。毫不令人意外的是，对很多人来说，这种高度集中注意力的体验会促使他们开始与自己建立一种新的关系，变得更慈悲地对待自己，更易于自我接纳，减少对自己的快速评判，而这又必然会导致 —— 更慈悲地对待他人，更易于接纳他人，减少对他人的快速评判。我相信，这种改变的社会影响，将从家庭及朋友圈蔓延开去，进而带来整个社会真正的解放。对这些人来说，瑜伽变成了一种生活方式，一件自我成长蜕变的工具。当然了，这种改变不会在一夜之间发生，也不是什么 30 天完成的挑战任务。瑜伽不是立竿见影的奇迹。它不是果汁断食法或快速修复方案，而是一系列可能随着时间的推移而变成生活原则的实践。

有很多精彩的书籍都介绍了这个过程，以及瑜伽的诸多分支内容：它的哲学、历史传承和灵性。对想要进一步了解这些内容的人，我在本书的后面附了一份进一步阅读的清单。现在，我们需要专注在第一步上：在运动中专注体察。正是这一原则使接下来的一切充满活力。

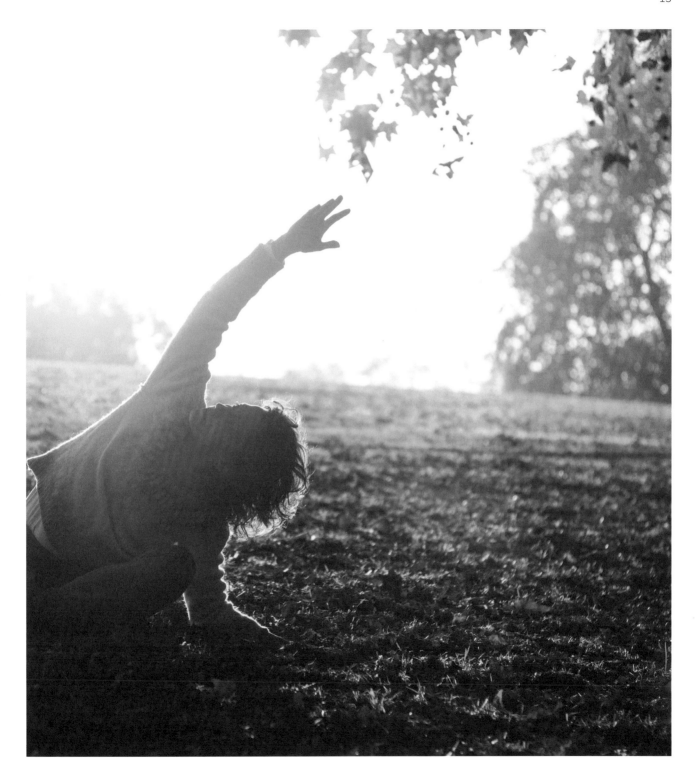

呼吸就是一切

将你全部的注意力集中在呼吸上，这不是练习的一部分，而是练习本身。只有当你的知觉和呼吸挂钩的时候，你才可以通过呼吸来感受自己的身体，而不是通过大脑来思考或判断。

但是这很难，我们不习惯将呼吸当成一种工具。事实上，如果我们不去刻意想着它，我们在聚精会神时通常是屏息的。我们必须花时间来克服这一点。当你刚开始练瑜伽时，很容易将全部注意力都放在体式上，尤其是在动作比较有挑战性，和你以往的行动方式不一样的情况下；而有的人（特别是我的丈夫）完全没法听从引导而专注于自己的呼吸。然后突然，他们就明白了。这不是一开始就能学会的，也没有什么明确的界线，但他们就是取得了突破。慢慢地，随着时间的流逝，他们开始意识到呼吸相当于他们练习的节拍器，为其定好了练习的节奏和风格，乃至目的。因为呼吸为瑜伽创造了各种可能性，瑜伽所带来的深度的打开、新的感觉和洞察力等影响 —— 全都是通过呼吸来实现的。呼吸有点像通往你内在世界的大门；带你探访自我的更深层面，超越仅仅通过思考认识到的部分。而且它非常民主 —— 任何人，可以在任何地方，专注于自己的呼吸，相应的感受就会即刻呈现。呼吸赋予人力量，也使你能够让自己的生活由此慢一些、柔和一些，也更精细一些。

这种对呼吸的专注创造了很多种专业的瑜伽呼吸技巧，在本书的后面会详细介绍。它们有着不同的侧重点：有的用于培养专注力，有的是为了使人变得平静。

不过，你一开始的目标很简单：把全部的注意力集中在呼吸上，以便你能够用这种巧妙而简洁的、自然而然的方法，作为跟自己建立新关系的起点。

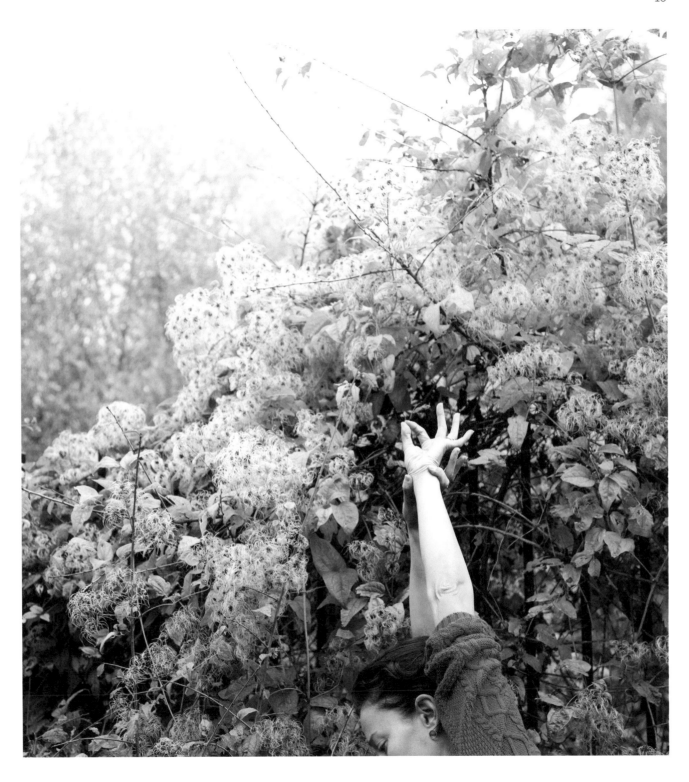

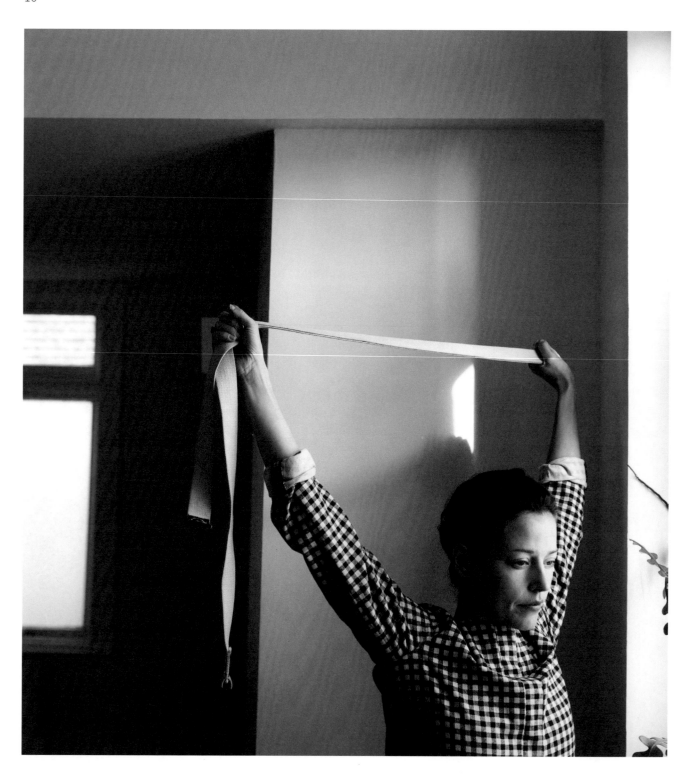

完全专注的释放

全神贯注是瑜伽当中非常重要的部分。这不仅适用于呼吸，你也可以集中注意力去感受某个单独的点 —— 比如在下犬式中感受你后背的情况。这样做可以启发并教会我们如何真正地保持在当下。这种对某种单一感觉的专注让你有可能更深入地感受它，从而使我们和身体之间的关系变得更加活跃，灵与肉更充分地融为一体。你开始有不一样的感觉，变得对自己更了解，反过来也对其他事物有了更深的了解。你更富有洞察力了，专注的能力也获得极大提升；你不再总是注意力分散，以为按一下手机和电脑按键就可以去往任何地方，却对自己身在的当下缺乏感知。这种将注意力专注于（比如肩膀的感受、脊椎骨的扭动、软腭的扩张）的行为，能够让我们轻松地屏蔽其他的事物。

可以想象，这样集中注意力于某一点很容易使人忽略全局，但是瑜伽需要在焦点集中和广泛关注之间找到一种微妙的平衡。真正地专注于某件事（比如脊柱，或者呼吸）会让我们深切地感受到身体各部位之间的联系何等精妙。例如，将注意力集中在椎骨的相互连接上，你会情不自禁地发现，你的姿势影响着你的一切，从手指的感觉到你的情绪，以及你对自我的感受。

这绝不是什么唯我论，事实上这一过程正是引发一种普遍共情的起点。我们每一个人，褪去外在的所有一切，从本质上来说，都只是一具呼吸着的身体。众生皆一体。

寻找平衡

人们总以为瑜伽是关于平衡的。它确实是，但不是很多图片所展示的那种平衡。当然一些体式会涉及字面上的平衡 —— 比如舞蹈式，或者树式，但重点并不在于平衡本身。我常常听很多人很确信地说，瑜伽不适合他们，因为他们没办法单腿平衡（手无法碰到脚趾是他们爱用的另一个理由）。事实是，跌没跌倒都是平衡的一部分 —— 都是整个过程中的一部分，是连续统一的。这些体式的要点在于其所需的专注力，以及将你带入另外一种状态的能力。这使我们更接近瑜伽中那种所谓形而上的、并非字面意义上的平衡，其核心是动态和静止这两种练习的关键要素之间的相互作用，而练习的目的就是为了使二者达到和谐。太过用力，会让你忽视练习使人专注体察、引人深思的本质；用力太少，又不足以激发你达到真正的转变。我刚开始练瑜伽时，还带着练习芭蕾时的心态，即不断努力、督促自己、为做得更好而奋斗。我以为瑜伽也一样，只要投入必要的努力，就会变得擅长。我带着这样的领悟练了三年，不但凭着将自己的双脚分别碰到两边的耳朵完成了全蝗虫式，赢得了英国的比赛，还在之后去参加了比克拉姆世界锦标赛。

值得庆幸的是，我很快意识到这样做不仅鲁莽且不可持久，而且它根本不是瑜伽。练习应该是要找到平衡，而不是表演平衡。

瑜伽练习之所以能如此独特地适合实现这一目标，是因为它可以根据你当日的需求来调整。觉得行动迟缓、无精打采？它可以振奋精神。觉得虚浮不定、茫然失措？它可以用来扎根固基。而获得这种平衡的捷径，就是从一开始便为自己设定一个目标。带着清晰的意图行动会为你的练习带来一种特殊的动力，你会觉得自己的能量获得提升，感觉身心轻盈、思维明晰。

更重要的是，你一开始设定的这个目标，可以比只是简单想想能量流动的方向来得更深刻。比方说，你可以选择心怀感激，然后你的练习就会变成与身体的深度交流 —— 面对它，感谢它给予的善待，表达对它的谦卑。

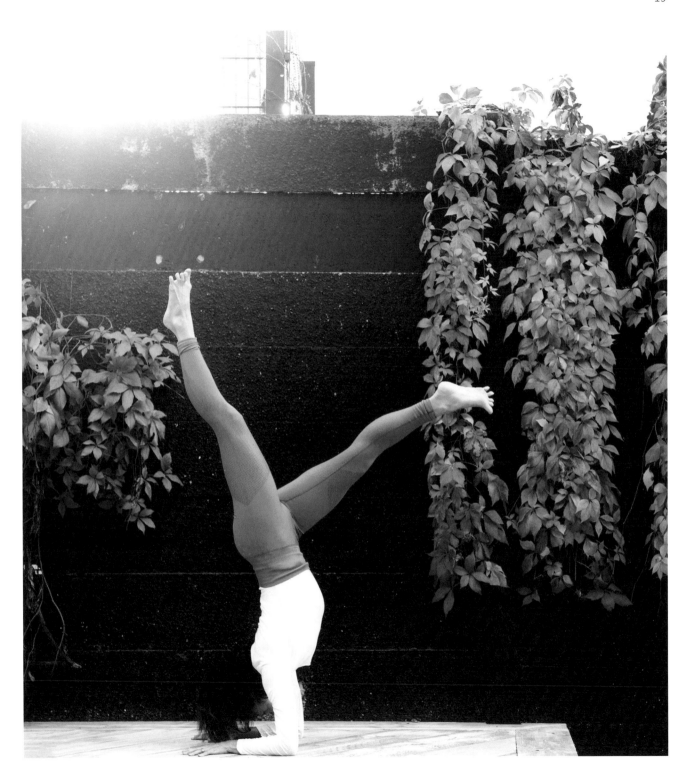

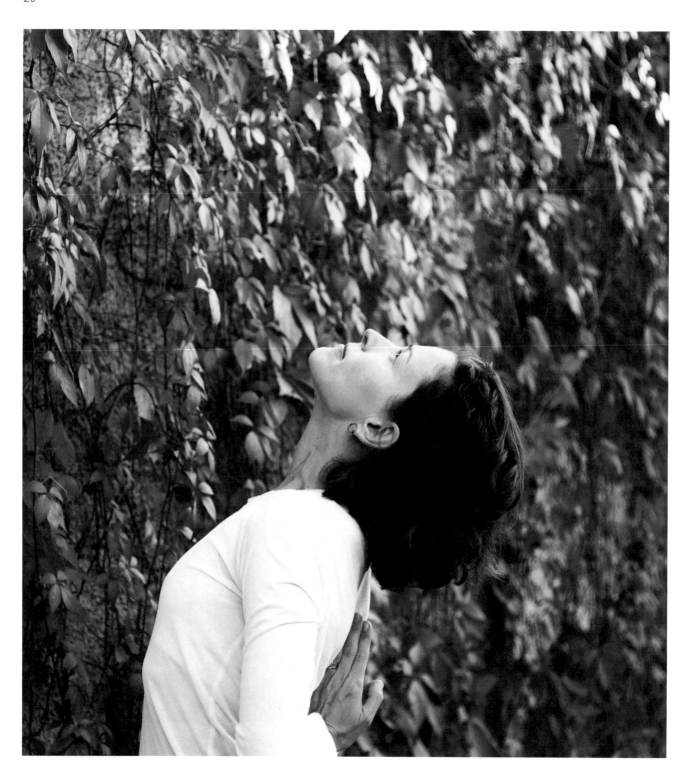

完全的接纳

对平衡的需要贯穿于整个练习过程，其中最主要的是找到复杂和简单之间的平衡。我们很容易对高阶体式着迷，以为练习的目的就是将自己的双腿尽可能快地放到头的周围。当然，提高自己的练习水平并没有错，但是，练习瑜伽的最大收益，其实在于非常专注而细心地将简单的事情做完美。一个经过多年的磨炼、被仔细研究和真切感受过的下犬式，能教给我们的并不比任何一个复杂体式少。我的练习就证实了这一点。我花了很多时间在婴儿式上，只要它是我身体需要的我就会练习它，而这种情况经常出现。我练习的序列也很简单，把体式组合成序列是为了滋养，而不是为了像竞赛一样变得更强。

这也很好地揭示了关于瑜伽练习的另外一个事实：非目标导向性。我们所处的文化体系总是痴迷于可以量化的结果，尤其是健身行业，瑜伽通常也被硬塞进去。但瑜伽并不是锻炼，它不是为了打造完美身材，也不计算你一天走了多少步。它的功效是没法量化的。事实上，虽然瑜伽对你确实非常有益 —— 建立真正的核心力量、提升灵活度和骨密度、帮助调控压力 —— 但它跟锻炼恰好相反。因为瑜伽不是自我提升的工具，它培养的是美国杰出的心理学家塔拉·布莱克 (Tara Brach) 所说的"完全的接纳"。我们的内心都住着一位批评家，总是不停地评判我们，列举我们的缺点，怒斥我们不够完美。瑜伽就是让我们学会安抚这位内在的批评家 (但不要以为可以让他完全保持沉默)，就是让你学会接受真实的自己和身体真实的样子 —— 都不完美，但都值得被爱，爱它们最真实的样子，爱包括不完美在内的所有一切。这可能听起来很简单，甚至有点老生常谈，但它让你与自我建立更加诚实的关系。这是迈向更具同理心的自我关系的第一步，同时，也是建立更具同理心的世界的基础。

准备开始

不要执着于创造一个完美的练习环境。如果你能在祥和安静的地方，调暗灯光，点燃熏香，那当然很好；不过你在车流滚滚的轰鸣中，把瑜伽垫挤进床尾的狭小空间开始练习，效果也一样。你所需要的只是一块平地，然后敞开心扉、探索自我。

着装

练习瑜伽的时候，你可以穿着任何舒服的、可以让你自由活动的衣服（紧身裤、短裤、运动裤和各类上衣），要确保你的衣着与你所处的空间相宜 —— 当你放松下来休息时，体温会自然地下降，那么如果你在序列末尾做了挺多恢复性动作，你可能会想要加衣服。尽量避免穿过于宽松的衣服，不然在某些体式中，你的手脚可能会被衣服的褶皱绊住。对女性来说，一件能托住胸部的文胸是很重要的，尤其是在做动态练习的时候。最好不要穿袜子，因为它会使你的脚抓不紧垫子，但是备一双放在手边也很好，以便在你想来一个长时间的挺尸式时穿上它保持脚部温暖。

辅具

在大多数瑜伽馆，你会发现一系列辅具 —— 由硬泡沫塑料做成的瑜伽砖、弹力带、遮光眼枕和荞麦抱枕 —— 都随手可得，以便帮助学习者做动作，在需要的时候提供支持。大多数人的家里可能没有这些，但是所有人都可以找到一些日常的替代品。瑜伽砖只是提供高度的简便方式，一本厚的精装书就可以起到类似的作用。皮带是很好的弹力带，靠垫可以完美地取代抱枕。眼枕也不贵，而且你也可以拿眼罩当替代物。我喜欢在练习之前将需要的东西选好放在手边拿得到的地方，这样就不会干扰练习的进程。

不适宜练习瑜伽的时刻

开始任何新的身体训练之前，要记得咨询医生的意见，尤其在你服用药物期间或患有慢性病的情况下。如果身体的某个部位受伤了或持续有问题，先拜访一位有资质的理疗师或正骨医生，再继续练习。

警示信号，以及何时停下来

本书当中组合的序列都相对易懂且简单，但是如果你感到呼吸困难、头晕眼花、心悸或有任何疼痛，要立刻停止练习。如果你出现了这些症状，要记得咨询医生的意见。如果他们允许你练习，在恢复在家自我练习之前，最好先找一位有经验的瑜伽老师，上私教课或团课都行。当你在尝试中遇到一些不曾体验过的运动方式时，你可能会有一些不舒服，因为身体需要适应这种新的动作模式。而身体可以接受的范围并不都那么容易测准 —— 不同的人有不同的耐受度 —— 但你必须在感觉疼痛的时候停下来。

孕期瑜伽

没太练过瑜伽的女性不应该在怀孕的头三个月开始任何新的身体训练。如果你做完了第一次产检，妇产科医生很满意并认为你可以开始练习孕产瑜伽，那我强烈建议你跟随一名经验丰富的孕产瑜伽老师上团课或私教课，而不是尝试自我练习。本书不是一本孕产瑜伽书，当中涉及的部分体式不适合孕妇练习。

进食和饮水

如果你在练习之前进食，请尽量吃得清淡简单点，最好在练习前半小时什么都不吃（除非你有低血糖，或者和我一样患有 1 型糖尿病，需要补充血糖）。尽管身体保证充足的水分很重要，但是在练习扭转和倒立之前喝一升水绝不是一个好主意。你可以喝几小口，然后在身边准备一个瓶子，以便在练习结束后适当地补充水分。

练习之后

练习结束之后最明智的做法是立刻让自己轻松下来 —— 转身侧卧，停留一会儿后慢慢地从挺尸式当中站起来。练完后不要急着去开车或骑自行车，尤其是你有低血压的话；给自己一些时间去适应和振作起来。喝一杯水，而且接下来的一整天也要多喝水。

善用说明

我在描述一个复杂体式时，为了清晰明了，会用左、右来指定移动哪条胳膊或者腿。在你做身体另外一侧的练习时，就把说明文字反过来。

不要过度强迫自己做得和图片上的动作完全一致。对自己仁慈一点，要知道，不管你碰没碰到脚趾，一个前屈动作能带给你的都很多；而且要谨记，一个姿势，不同的人做会有不同的呈现。

遵循序列

体式皆有编号，从左至右贯穿两页，按照这样的顺序来练习。当你遇到三大主要串联练习的分解图时，按照 48 — 55 页的描述进行流动的练习。你会注意到一些竖着放在图片侧面的文字，它们是副标题，提醒你图中的体式在序列中的位置。这能让你感受到练习的规律 —— 了解这一点能为你将来自行制定序列打下很好的基础。一个带圈的"L+R"图标表明该体式左右两侧都要练习。

在每个序列的末尾，我会格外注意收尾体式（最后的休息动作），希望能提醒你，以冥想性的休息作为结束是每个序列非常重要的一部分。

常用的瑜伽术语

交感神经系统

我们的自主神经系统由两部分构成（如果你将肠神经系统包含在内的话，是三部分）。第一个部分，交感神经系统，通过启动"战斗／逃跑"模式，控制我们身体对感知到的威胁的反应，我们大多数时间都处于这个模式当中。

副交感神经系统

神经系统的第二个组成部分，主导休息和消化功能，这一系统可以让我们体验到深度放松。

中线

贯穿于你的身体，是由头顶至双脚中间的点形成的线。

骶骨

倒三角形的骨骼，是椎骨尾部融合的地方。你可以感受一下，它就在你骨盆的后方。

坐骨

位于臀部的骨骼，你坐下来时可以感受得到。

和平指

指的是食指和中指，常用于瑜伽当中钩的动作。

指腹

手指上有指纹的柔软部分。

背屈

使用脚的上半部分，将脚趾拉向小腿方向的动作（与之相反则为跖屈）。

保持骨盆居中

既不向外突出，也不向内收进臀部。保持骨盆居中可以让脊柱的自然曲线呈现出来。

卷起

抬高臀部朝向腹部的方向，缩短胸腹，拉长后背。

顺位

将你的关节保持在一条线上，比如新月式中，膝盖要在脚踝的正上方。

叠放

将某物放在另一物之上，比如在方块式当中，脚踝要放在对侧膝盖的上面。

捆绑

你用胳膊抱住 —— 比方说，一条腿，通过双手扣住来实现捆绑。

半捆绑

手臂向后绕背，以使手臂外侧与脊椎底部及髋部横折齐平。

折叠

将躯干悬垂于腿部上方。

弓步

双脚平行且保持一条腿长的距离，前膝弯曲，后腿伸直。

斜向拉伸

不是直接向上拉伸，而是沿 45 度角斜向拉伸，以拉长身体的侧面。

转头

轻柔地将头部歪向一侧，然后向后转，继续转向另外一侧，再向前转。

侧呼吸

将呼吸导向身体的侧面。你可以将手放在两肋，感受呼吸向上、向外进入肋骨。

腹式呼吸

放松腹部，以便膈肌能够自由移动。如果你平躺着，吸气的时候腹部鼓起，呼气的时候腹部回缩。

身心二元论

这个观点跟勒内·笛卡尔的哲学观点有着显著的联系，即认为身体和心灵是两个独立的实体。没有什么比练习瑜伽更能反驳这个观点的了。

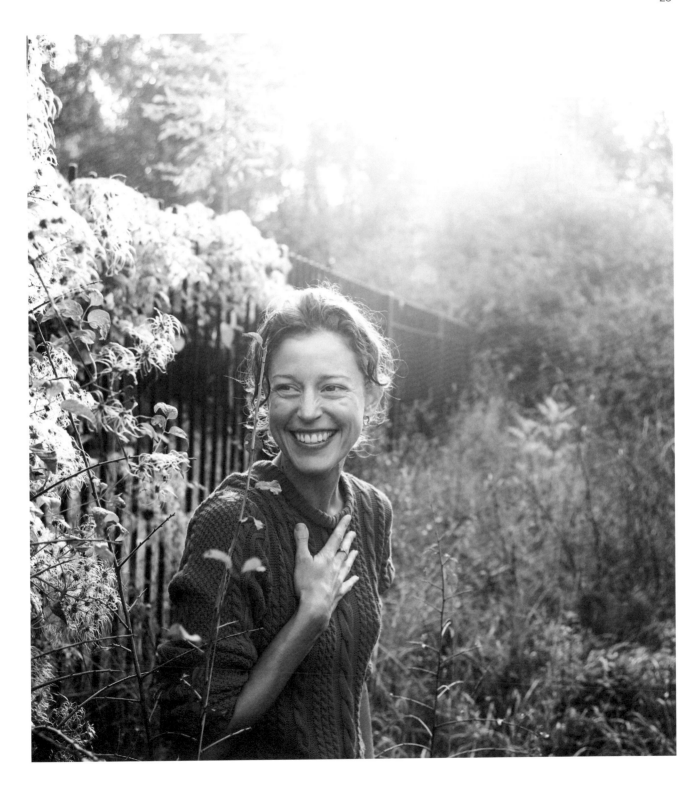

体式图书馆：
站立体式

1/8

　　站立体式本身就是最简单的动态练习；当你站在瑜伽垫上，双脚抓牢地面，你与大地的联结便再次获得了确认。站立体式都很容易理解和练习，所以对扎稳根基、增强力量来说，它们是很好的途径，并能提醒你自己的身体有多么鲜活。同时它们也充满了各种可能性，提供了一个迎向新境界的机会。

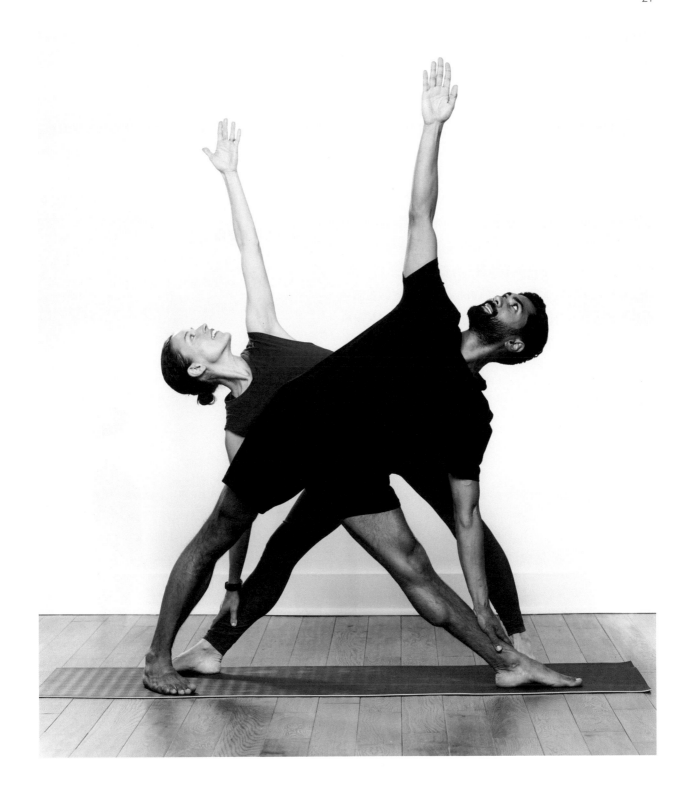

山式

Tadasana

双脚并拢或分开与髋同宽，把这一基础体式融入你的身体。感受你的双腿由骨盆往下，与脚的四角相连。脚趾张开，感受你的足弓：内侧纵弓、外侧纵弓和横弓。在你将注意力放到足部的时候，注意与之相对的能量沿着你的身体上升，提升并调整你的盆底。呼气的时候，感受你的肚脐内缩并向上提。通过这个位置的稳定和动态中的静止，呼吸深入腹中，气息充盈于肺后，并提拉肋骨远离骨盆，拉长脊柱使之立体呈现。将你的胸腔与骨盆对齐，头部在心脏的正上方，通过身体各部的自然堆叠感受其相互间的关系。让颈部周围的皮肤保持放松，胸腔展开；使手臂下沉，仿佛将从肩膀上掉下来似的。注意你呼吸的感觉，在锁骨下方和周围创造出一种空间感。当你的双臂放松向下时，把这种感知延伸到手掌和手指上。让你的注意力保持集中，然后将自己导向属于你的独一无二的内部世界。

手臂上举的变体

在山式的基础上，将手臂举过头顶。当肩胛骨在你背上滑动的时候，感受手臂与肩胛骨之间的连接。将目光放在两手之间。手掌向内，手指伸直。

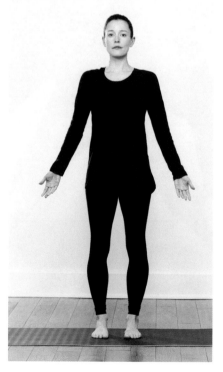
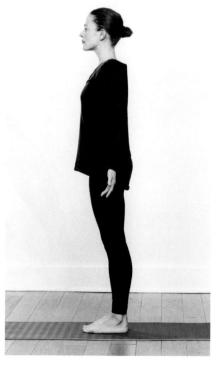

站立侧弯式

Parsva Urdhva Hastasana

　　双腿垂直站立，重心置于脚趾与脚跟之间。双腿保持活跃状态，收缩大腿肌群，膝盖保持放松。呼吸，在吸气时将双臂举过头顶。右手握住左手腕，吸气时通过抓握的力，尽量将由脚到手指的整个身体侧面向上拉伸。呼气时通过右手拉动左手，向右侧弯曲。侧向弯曲时，确保你的头与脊柱在一条直线上，眼睛向下看向地面或直视前方。想象你的身体像彩虹一样呈现弧形，肋骨像扇子一样打开。让你的呼吸带动你的姿态：吸气时，回正；呼气时，侧弯。想象每一个细胞都像肺一样呼吸着，并感受呼吸时整个身体的形态。

练习注解

　　不要一下子拉伸到极限 —— 不是要把肋骨拉到髋骨上。

　　如果在侧弯中感觉过度刺激和焦虑不安，那么在站立体式中让视线柔和地看向地面，可以改善这种感受。

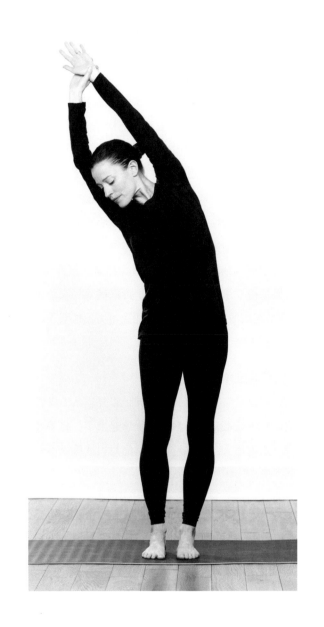

幻椅式

Utkatasana

双脚并拢或保持与髋同宽，弯曲膝盖坐向脚跟方向，臀部向下，就好像是要坐到一把椅子上。向上伸展脊柱，双臂举过头顶，掌心向内，肱二头肌与耳相对。目视地面或举头看向双手。如果你的后背下部分比较脆弱，练习时可以将双脚分开与髋部同宽，并在大腿之间夹一块瑜伽砖，这样可以帮助你强化大腿肌群与核心肌群内侧的联系，并保证膝盖处于脚趾的正上方。你可以将双手分开使肩膀有更多空间，或者双手并拢，增加热量，提高练习的强度。如果觉得双手举过头不舒服，可以试着将双手放在大腿上（我最喜欢的变体），让大腿往上用力顶住双手，来加强力量和稳定性。

练习注解

脚跟先向下用力，再将脚趾张开，从大脚趾到小脚趾依次向下扎根；如果你的肩膀耸起来了，将手臂再打开一些。如果抬头向上看造成了颈部负担或呼吸不畅，就让头低下来。

常见的不顺位

不要用力收腹。练习这个体式的目的是用你的呼吸激活深层腹肌（表层腹肌也一样），以及脊柱两侧的肌肉，这些都是相互呼应的。和呼吸一样，你的核心肌群也要保持动态，永远不能让它变得僵硬。试着通过吸气来扩张你的盆底肌肉。想象它们在你呼气时向内、向上收缩，吸气时再次放松扩张；然后持续。

自助

我们经常无意识地盯住某个点，这并不能让眼睛休息，反而使得眼睛疲劳。试着柔和地凝视。保持一个清晰的焦点，这样你既能明晰当下，又能有意识地让眼睛得以放松。

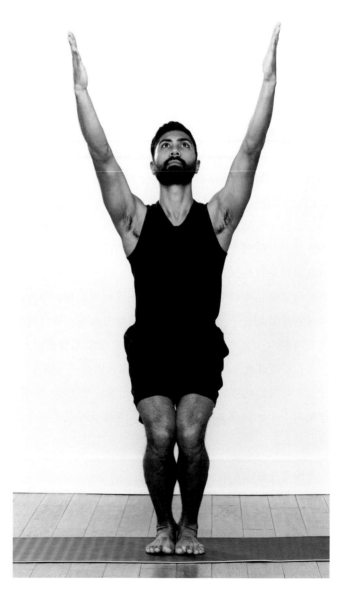

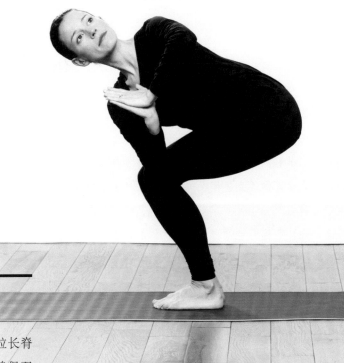

幻椅扭转式

Parivrtta Utkatasana

以幻椅式为基础，双手合十。吸气，尽可能地拉长脊柱，然后在呼气时，将手肘置于对侧大腿的外侧。确保双脚向下扎稳，用吸气激活你的脊柱。呼气时，继续扭转，向侧墙方向扭转肋骨，并继而向上朝向天花板。在你扭转的时候，双手保持合十，拓宽两肘之间的空间。

练习注解

初学者常常会紧跟示范，把动作做得很标准却超越了自身承受力。如果觉得脖子扭得不舒服，那就不必抬头向上看，微收下颌会更好，这样你能给脖子留一些空间。扭转的感觉就像带着你的意识去爬旋转楼梯，从脚底到头顶，拾级而上。

如果双手保持合十让你上身弯曲，不妨做得缓和一点。一只手放在大腿上，另一只手放在骶骨上，以此来在扭转时保持上身挺直。

花环式

Malasana

双脚分开与髋同宽，脚尖略微外向打开，以便你屈膝时膝盖正好在脚趾的上方＊。呼气时下蹲——坐于两膝盖之间。后脚跟可以提起来。如果有需要的话，在做这个姿势的时候可以双手撑地或扶瑜伽砖来作为辅助。如果觉得可以承受，试着向脚跟方向坐，注意足弓不要塌陷。我们中的很多人可能做不到，但没关系，脚跟从地面提起来一些就好。脚趾充分张开，牢牢向下踩地，感受它们跟地面的联系。在让手离开地面之前，确保你的膝盖在脚趾的正上方，而且它们都不疼。

呼气的时候，双手均衡地用力将手掌并拢，并用手肘顶住膝盖内侧。保持胸部挺直、打开，同时肩胛骨向下，下巴保持与地面平行，头往上顶。呼吸，让气息进入身体

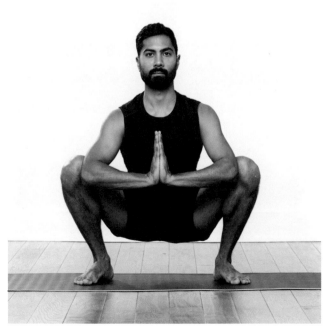

侧面，感受肋骨被呼吸带动的伸缩，再让气息向下到骨盆，想象呼吸帮助你扎根向下，加深你与地面的联系。这样做的时候，记得上身挺直，保持前胸开阔。同样注意感受胸椎随着呼吸而伸缩的情况。试着展开锁骨以增加胸腔宽度，并想象气息随呼吸进入锁骨下方的空间。

练习注解

注意感知呼吸自然的起伏和流动。它会带着你的注意力在体内左右腾挪，或来往于深处。这些体式并不是固定不变的完美模式，可以聆听并遵照身体的情况来调整，在微调时一定要确保自己的安全。

常见的不顺位

足内翻很常见（即内侧纵弓向内转）。如果你有这种情况（足弓如果塌陷，你的膝盖也可能跟着内扣，看起来很不稳），练习时可以在脚跟下垫一块卷起来的毯子或者瑜伽砖，这样你就能通过整只脚感受到平衡和接纳。如果在练习的时候缺少辅具，你可以将瑜伽垫卷起来一些放在脚跟下。

＊ 双脚分开多宽以及脚尖打开幅度有多大，取决于个人的身体情况。不要强迫自己脚尖向外打开多少，而是试着蹲下来，问问自己感受如何。可能提起脚跟会更舒服一些，或者缩小脚尖打开的幅度来拓宽着力点间的距离，以降低对骨盆和膝盖的压力。

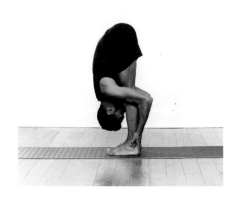

站立前屈式

Uttanasana

以山式为基础,呼气时以腰部为界,上半身向前折叠弯曲。使胯骨后移,位于股骨正上方,感受双腿由骨盆伸出而连接到地上。整个脊柱连头颈部一起向下弯曲的时候,体会胯部收紧、尾椎拉长的感觉。感受体内脊柱的长度,将手放到脚踝、瑜伽砖或地面上。脊柱与头部保持在一条直线上。在做这个姿势的时候,放松颈部和面部的肌肉,感受脊柱自然形成的圆弧,让它在重力的作用下自然下垂。

布偶变体

以站立前屈式为基础,膝盖弯曲得深一些,让身体自然垂落其上,头部放松。互抱手肘,自然下垂,呼吸时将气息导向后背,再如瀑布般于体内向下逸散。当加深呼吸时,你会感觉到它带来一种轻微的脉冲,就像一道穿过你的波。吸气,注意身体在这一过程中如何轻微地提起来了一点,使动作变形。脚趾张开踩地,身体重量均衡地分摊开,以便足弓能被激活,撑住你的重量。

当我觉得自己的脑海中充满了各种念头的时候,我喜欢十指交扣放在脑袋下,好像吊篮一样撑着它。这会温和地将

我的知觉带到我头部的这一部分来,而且我发现,这样坚持一会儿,就能让我将当下不需要的所有一切抛诸脑后。

十指交扣的变体

要让前屈更有效用,你可以将手指交扣于后背,向上抬升手臂。这样可以拉伸肩部和背部上方区域。千万不要强迫自己一定要拉伸到极限;你想要感受到的是肩颈部的松快。膝盖弯曲,让身体放松地靠在大腿上,这样才好让十根脚趾帮你获得稳定。

手到脚的变体

以站立前屈式为基础,脚尖提起来。将双手滑到脚底,让前脚掌站在你的手掌上,一次一只脚。脚趾张开撑住手掌,感受这样做所带来的拉伸感。如果感觉过于强烈,可以简单地将手放在腿后或互抱手肘。

练习注解

注意你的脚,把它当成一个三脚架,通过脚跟和张开的脚趾,由内而外地获得支撑的力量。

如果前屈引起了下背部的任何不适,将手肘撑在大腿上,胸部上抬。

很多学习者会发现这对他们的腘绳肌要求较高。不要急着让腿伸直,事实上,你的腿不伸直也没关系。

常见的不顺位

如果你刚开始练习这个动作,会发现你的内侧纵弓是塌陷的,膝盖紧紧地撞在一起,这时可以试着在大腿中间放一块瑜伽砖,以保持膝盖和脚趾对齐。

要注意别在大腿肌肉张力不足的情况下,勒住膝盖后方。记住,膝盖是关节,为了支撑它们,你需要调动周围的肌肉来保证它们的安全。把你的大腿想象成一个滑轮组,牵拉关节,将能量向上滑动带到骨盆中。

双角式

Prasarita Padottanasana

双脚分开一条腿长的距离。以脚跟为轴，大脚趾向相对方向转动，直到脚外侧与垫子边缘平行。通过足弓保持向上的支撑力，并继续让脚趾用力均衡地向下踩压。手扶胯，吸气，拉伸躯干，拉开椎骨之间的间隙，然后呼气，前屈。注意你是如何从胯到脚获得稳定的。向上牵引大腿，以支持能量向下流动。当你完成前屈姿态后，将双手放在大腿、小腿或脚跟后，并放松头顶朝向地面。

练习注解

关节过度松弛的人，注意不要将你的重量都压在关节上。试着将站立时两脚的距离调小一些。在拉伸区域的尾端，把身体向上、向外提一些，并想象尾骨被从下方钩住了。这样可以帮你站得更稳。

如果你觉得自己的腘绳肌拉得很紧，试着将双脚再打开一些，或者先弯一会儿膝盖，再重新打直。

注意前屈结束、直起身子的过程，尤其是如果你患有低血压的话。试着在呼气的时候直起身，且保持视线朝下。

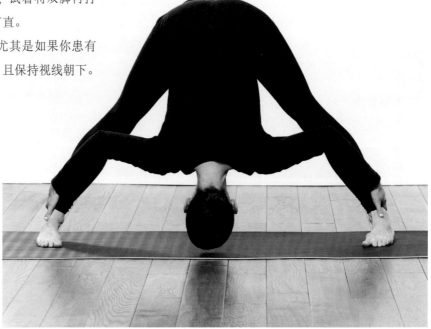

三角式

Trikonasana

双脚分开大概一条腿长的距离。后脚呈 45 度斜向，以使后胯斜对前腿。前脚朝向正前方，膝盖和脚趾呈一条直线。如果后脚的位置让骨盆感到舒适，你会发现双脚的足弓是有支撑的，以后脚跟中心部位和十根脚趾往下踩压。大腿绷紧，使膝盖向上提，在不使膝关节锁死的前提下为腿部增加力量。吸气，手臂伸向侧方，与肩膀成直线，手掌心朝外。呼气，身体向胯骨侧面倾斜，引导手臂轻轻地搭在前脚旁的地板上、小腿上或瑜伽砖上。在转头向上看上举的手、看墙壁或向下看前脚时，下巴微微向下收。保持姿态的舒展和开阔，这样你在完全进入这个体式的姿势后，能顺畅地呼吸，使肺部能全面充分地扩张。如果感觉身体紧张，从体式当中退出来一些，要保证自己没有扭伤，尤其是颈部周围。下巴略微向下收，保持喉咙放松，避免颈部前、后及侧面肌肉绷紧。让手臂作为意念的展示 —— 感受知觉和能量随之由中心向外发散到四肢。

练习注解

下方的手放在哪里取决于多个因素。如果你有关节过度松弛的倾向，就不要在这个体式当中过度地追求深度。与其直接拉伸到你的极限，不如垫一块瑜伽砖，这样更有余力来从这个体式中获得充分的体验。通常来说，少即多。

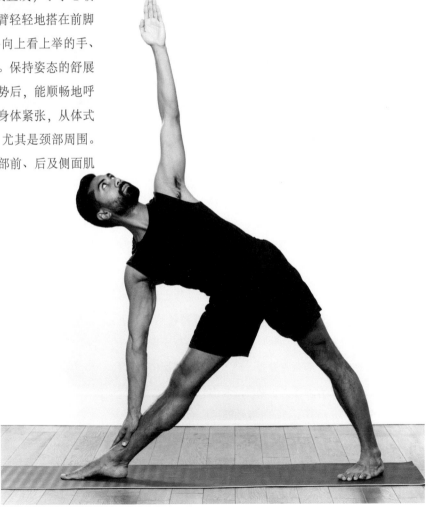

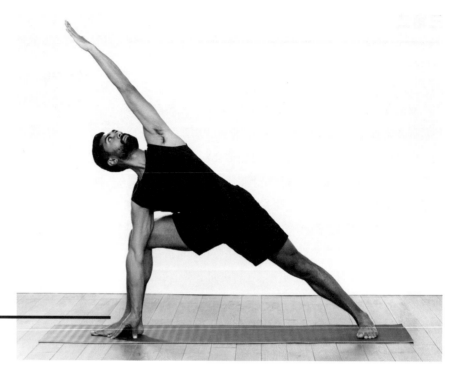

侧角伸展式

Utthita Parsvakonasana

　　双脚分开得比三角式宽一些，前脚正朝前方。两脚跟对齐，以前腿为参照，后脚呈 45 度斜向，让膝盖舒服地位于脚趾上方。弯曲前腿到你觉得舒适的位置，但不要超过腘绳肌与地面平行的程度。前腿膝盖保持在中间三根脚趾的正上方，足弓拱起，外胯向地面方向下沉。可以将你承力的手臂的前臂靠在大腿上（我喜欢手掌朝上，以便通过手臂的转动带动身体转动），或者将手放在瑜伽砖上或地板上。另一只手臂向前拉伸，与伸长的后腿相对应。试着翻转掌心朝下，小手指向内旋转，带动肩胛骨随之移动。你可以看向上方的手掌，如果你觉得颈部有点紧张，换一个觉得舒服的位置就好。一旦确定自己的凝视点，就将注意力转向呼吸，让自己在进入这个体式完满的姿态后呼吸顺畅。

捆绑的变体

　　如果你想探索一下捆绑姿态，一定要非常谨慎，且准备好有任何不舒服就小心地松解出来。当你进入侧角伸展式并站稳后，可以将向上伸展的手臂绕过后背，并伸往胯骨突起处。你可以在这种半捆绑姿态中停留一会儿，下方的手放在地面上或瑜伽砖上。如果你想尝试完全的捆绑，将下垂的手臂自肩膀处开始向内旋转，将其从弯曲膝盖的下方穿过来握住对侧的手腕、手指或弹力带。注意不要扭到颈部，可以从头骨底端扭转拉伸。千万不要过度拉伸。有时候很难忍住不去强迫自己，但是记得还有辅具，它们可以帮助你更加充分地感受体式的形态，而不是限制你的移动。

自助

　　将手放在肋骨侧方是个非常好的方法，可以提醒你将呼吸带到身体的这个部位。用一只手引导至胸腔下侧，帮助其扭转向上，也是一个能够更好地感受骨骼排列的方法。

战士二式

Virabhadrasana Two

双腿大开站立，脚跟对齐。以前腿为参照，后脚呈 45 度斜向，让膝盖舒服地处于脚趾的正上方。弯曲前腿到你觉得舒适的位置，但不要超过腘绳肌与地面平行的程度，如果膝盖超过了脚趾，一定要将双脚的距离调宽一些。双手臂向相反的方向伸展。感受它们的舒展拉伸，就像它们是你丰富、宽广的心灵的翅膀。感受那种锁骨区域被拉开，呼吸被带入胸腔的感觉；尽最大努力去做，但要轻柔一些。肩部由内而外地放松下来，像天鹅那样伸长颈部，使头部顺滑地向上提，视线柔和地投向水平方向。

呼吸，并让气息进入身体侧面。让身体向前腿方向坐得更深一些，用后腿保持姿势稳定，吸气时感受轻盈，呼气时感受坐得更深。如果你对练习已经有了一些经验，可以把注意力放在呼吸上；在你吸气时，气息深入鼓起的腹部，引导其沉入盆底，使盆底组织舒张；在你呼气时，体会一种自盆底而起的提升感，并沿着脊柱向上，通过手臂向外舒展。

练习注解

这个体式比大多数人预想的更有挑战性 —— 注意避免屏住呼吸和神经系统的亢奋：眼睛鼓涨、手握紧、牙齿咬紧、短促的胸式呼吸。要对自己的动作充满自信，享受你所展示的平静而强壮的战士形象。

如果你的关节过度松弛，那要注意手臂的位置，确保伸展的时候它们处于身体侧面正中。如果你陷入肋骨突出，以至身体向相反方向后弯的情况中，那需要将视觉范围内的身体部分向前移一点。注意别把手肘绷死了，要让能量流过（而不是停在）关节处。这同样适用于腿后侧及膝盖。始终留意身体所理解的位置直接表现在哪里；动作的最终位置可能并不是最有效的位置。

谦卑战士式变体

双腿呈战士二式站立，十指交扣于背后。吸气，伸展手臂，胸腔上提。呼气，将头部下压至前腿内侧。通过后腿保持稳定，腿跟中心下压。每一次呼气时，头部放松，手臂抬起至略高于头部的位置。

旋转变体

以战士二式开始，身体后侧的手滑落到伸直的后腿上。吸气，将前臂向斜上方拉伸到极限，掌心朝内。保持双腿和双脚的稳定，让呼吸深入身体的侧面。

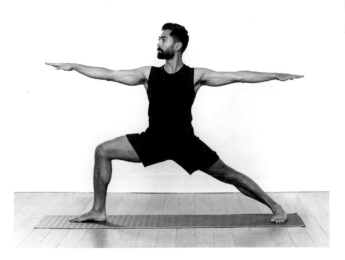

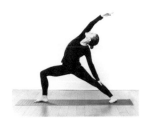

新月式

Alanasana

　　双脚分开一条腿长的距离，十根脚趾都朝向前方，前腿弯曲90度。保持后腿伸直，脚跟抬起。务必使骨盆居中，没有内缩或者上提。拉伸脊柱。双臂向上伸展，后侧肋骨向上提，同时注意保持脊柱自然的曲度。掌心相对，由此使肌肉裹住肩胛骨向外、向前并向上运动。这样做了之后，耳朵与肩膀内侧之间的肌肉得以软化，降低了颈部和喉咙区域的堵塞感。将这种广域、开放和宽阔的感受向上带到面部，甚至在体式稳定下来之后，让它带着你嘴角上扬，视线放松地凝于一点。

练习注解

　　也许根据你的能力水平，你想在练习中将膝盖压到地面上。那一定要保证你的前腿：膝盖不超过脚跟，小腿与地面垂直。后腿要发挥作用，以使身体的重量能均匀分摊。

　　注意不要使尾骨内缩，因为这会影响呼吸，让脊柱失去其自然的曲度，使身体陷入一种无益的僵硬，而非保持接纳的状态。让脊柱保持流畅，使之成为你从一个姿势过渡到另一个体式时运动、感受的核心。

自助

　　一只手放在腹部，另外一只手放在胸上，轻轻地将胸部与骨盆对齐。这种胸部到骨盆一线的骨骼对齐叠放，能使你感受到引导呼吸的膈肌的完全放松。

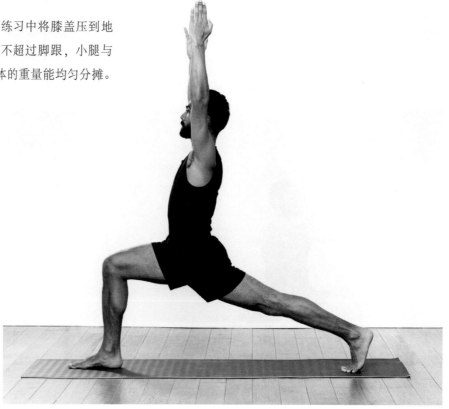

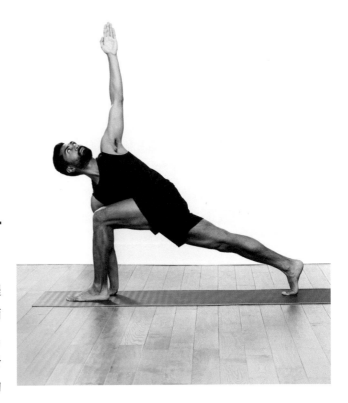

站立扭转式

Parivrttat Uthita Hasta Padangustasana

以新月式为基础，一只手臂向下探，将上身转向前腿的方向。另一只手臂朝天花板方向尽力伸展，继续保持两手之间的距离。前腿膝盖保持向前，后腿蹬直，臀部下沉，拉长后脚跟到头部的距离。让气息深长而有序地进入椎骨之间，将上身向弯曲的膝盖方向扭转。感受胸椎和腹部的脏器跟着进入扭转的状态。吸气时，将身体拉长；呼气时，加深当前的体式。

练习注解

和其他扭转动作一样，在开始扭转动作之前，先拉伸你的脊柱。你可能会发现视线会带着你过度扭转，超出你觉得舒适的范围。如果出现这种情况，一定要通过背部下方来发力扭转，而不是颈部。微收下巴，感受后颈到两边耳尖的两条线，像望远镜一样向前探出。

战士一式

Virabhadrasana One

以山式为基础，一只腿向后，确保脚和骨盆对齐。后脚呈 45 度斜向，让前腿膝盖舒适地位于脚趾的正上方。弯曲前腿到你觉得舒服的位置，在其腘绳肌与地面平行、小腿与地面垂直的时候停下来。保持后腿活跃，将身体的重量均衡地分配到两腿上。后脚脚跟的中心向下踩压。手臂拉长举过头顶，肩膀放松，目光直视前方。向上拉伸上身，使肩部的投影恰好落于骨盆的"碗"里。前腿膝盖在脚趾的上方，小腿与地面垂直。让骨盆成为你感受的支点：脊柱从骨盆延展而出，双腿从骨盆形成的碗中垂落而下。想象手臂从后背延伸出来，以肾脏为起始点向上拉伸，从而找到整个身体向上提的感觉，从脚趾到手指尖，全身都展现出一种积极的感觉。

练习注解

如果这个体式让你觉得不舒服（尤其是后侧脚踝和膝盖周围），那在你练习的序列中遇到这个体式的时候，可以尝试用新月式来代替，以后脚的脚趾为轴，将脚跟提起来，让后侧的胯部向前移动。

如果你觉得自己的呼吸很浅（而且说话很快，呼吸声很大），你可能会觉得膈肌周围很紧。如果你呼吸很吃力，移除这个体式中会带来压力的部分，让双臂垂落于身体两侧，甚至稍向后靠。为了使膈肌放松，你可以试着吸气时耸肩，呼气时落肩，然后跟随呼吸的节奏重复几次。

谦卑战士一式变体

以战士一式为基础，十指交扣在身后。吸气的时候，滑动双手向下到后背，牵引肩胛骨向下，胸腔中心向上提。然后在呼气的时候，身体向前弯曲，头低到腿的内侧。保持战士一式当中腿部的姿势，后脚跟牢牢扎稳。

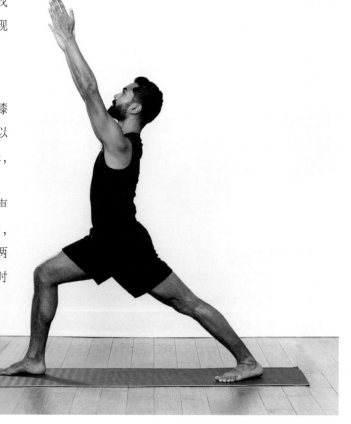

瑜伽砖是非常有用的伙伴，试着在做这个体式的时候将之放在手下。

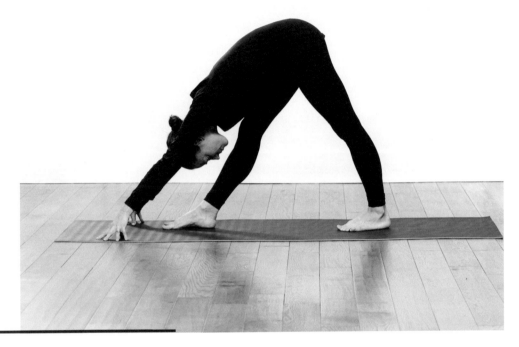

金字塔式

Parsvottanasana

调整双脚的站位，比战士一式靠近一些，以使胯部朝向前方，脊柱能保持流畅并反应灵敏，保证其曲度舒适且椎骨之间的空隙活跃。吸气的时候，使气息在脊柱内持久深入，双手举过头顶。呼气的时候，上身折叠向前，保持大腿上提的感觉，向内转动髋骨，骨盆正面向前以舒张坐骨。身体正面上提，感受肩胛骨在后背向下滑动，吸气时则稍微向上、向外提一些，拉长了从尾骨到头骨下方的距离。呼气时，顺应地心引力让身体下垂。把手放在小腿、瑜伽砖或地面上。

练习注解

前腿往回收，滑入髋臼。感受髋骨后侧向上提起，使大腿的肌肉组织紧紧裹住骨头。当引导前侧髋骨回收时，感受另一侧的髋骨向下前方旋转。注意呼吸的节奏，在吸气的时候，感受上身内的空间；呼气的时候，肌肉裹住后腰向前，通过上身来构建前腿的姿态。

自助

手轻轻地在前腿上滑动向上，促使它向髋骨方向上提，稳定骨盆。

三角扭转式

Parivrtta Trikonasana

以金字塔式的站姿为基础，站直，将左手放在骶骨位置（脊柱底端的三角形骨骼群），并在吸气时将右手向前伸展。呼气时，以骨盆为中心扭转前屈，通过脊柱来感受从后脚到指尖的连接。将右手放在左小腿、瑜伽砖或左脚外侧的地面上。建立你的稳定性，保持腿部的活跃和脊柱的拉伸，然后将腹部转向前腿方向，左臂向上伸展。保持目光平静，眼睛可以向下看，或者跟随扭转的形态注视上方的手。后脚跟扎牢有助于稳定。在此基础上，感受能量通过双腿向上传导并通过脊柱。吸气的时候，延展脊柱和躯干；呼气的时候，加强扭转，同时肚脐向后收缩，帮助加强内部的挤压，从而协调身体的中心部位。

练习注解

如果感到颈部肌肉紧张，就别再看着上举的手，而是看向地面。你不会损失什么的，向下看是这个体式非常可爱的一种变体，因为它所带来的温和的内省会提醒你这个体式带给你的基础能量。另外，它也是一剂矫正我们始终注重外在 —— 身体上及精神上 —— 的毛病的良药。

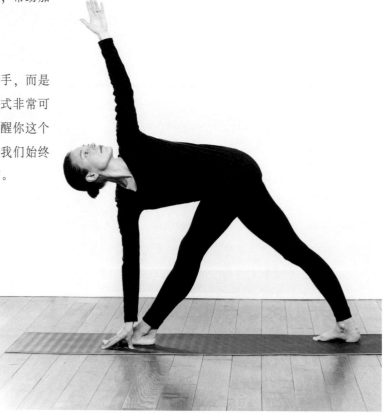

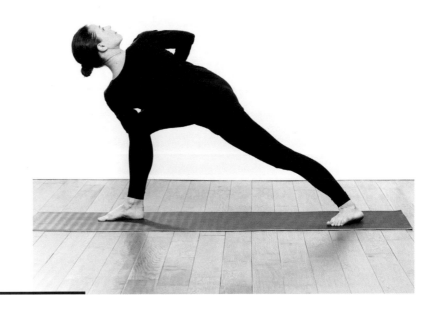

侧角扭转式

Parivrtta Utthita Parsvokonasana

以战士一式为基础，吸气，拉伸腰部。呼气时，身体前屈，并将左胳膊肘和左上臂外侧靠在右大腿外侧。双手合十，胸部扭转朝上。动作保持不动；如果你还想深入一些的话，左手下滑，放在地面或瑜伽砖上。右臂伸直举过头顶，朝向房间的前面，掌心朝下。感受从后脚跟一直到手指尖的延展。

练习注解

如果从战士一式的姿势进入扭转比较困难，可以在保持后腿绷直的情况下提起后脚跟，或者放低膝盖以保持平衡。

记住，将呼吸贯穿于体式动作中，比做一个无比标准却不能全然被感知的姿势更重要。

蜥蜴式

Utthan Pristhasana

从下犬式开始，主力腿上提，且将脚迈到同侧手的外侧。以前脚跟为支点，将前脚尖略微外转，同时后腿膝盖下压。把大腿在髋骨里的转动想象成钥匙转动开门，通过这种想象，记住打开便起源于此。后腿要么保持绷直，要么膝盖落地。在双手、指尖或瑜伽砖的支撑下，提起躯干向上，通过呼吸充分地展开胸腔。一旦身体正面获得了空间得到拉伸，将双手放到地上 —— 如果你有很好的柔韧性，可以将前臂放在地上。

练习注解

你可以通过这个体式把过多的身体重量疏导出去，所以总是离你的承受极限有一些距离，那样的话，你才能有空间做好动作。

自己练习的顺序

有很多种方法可以过渡到这个体式。以下是可以尝试的几个：

1. 趴下，然后迈脚向前；

2. 蹲下，然后迈脚向后；

3. 从高位的弓步开始，让后腿膝盖落地，并把脚翻到另一边。

扭转变体

左腿在前，姿态摆好后，不将双手放在地板上，而是身体转向左腿方向并将左手放置其上，以拉伸上身和脊柱。腹部和肋骨跟着扭转过来。

捆绑变体

从扭转变体开始，右膝盖落地，右腿弯曲并用左手扣住它。你可以抓住脚的外缘，或越过脚背抓住脚内侧（过程中保持手与脚的接触）。确保肩胛骨处于可沿后背向下活动的状态中，这样手臂才能相对舒服地旋动。将脚跟向坐骨方向拉，保持五个呼吸；然后将后脚向手心里压，以此拉伸上身，也至少保持五个呼吸。

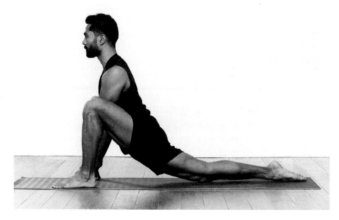

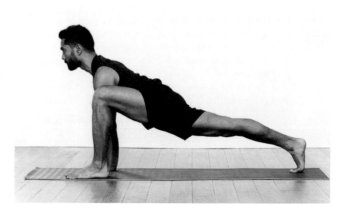

马式

Vatayanasana

双脚分开约一腿长的距离，脚跟向内，脚趾向外。脚趾张开，保持足弓拱起(如果有帮助的话，你可以将脚趾提起来)，但是不要过度：你双脚旋转的角度由你的生理结构而定。确保脚尖旋转得刚刚好，让你可以保持舒适的平衡，且能注意让膝盖位于脚趾上方。站直，让头部、心脏和骨盆位于一条线上。呼气，并弯曲膝盖，深深地往下坐，尽可能地使大腿与地面平行，双手放在大腿上或者合拢，平视前方以保持平衡。

自己练习的顺序

如果你专注于后弯，或你的练习意图是心区舒张，那就试试能够牵引肩胛骨沿着后背向下的手臂变体，双手紧握在后背或呈反祈祷式。

腿部变体

选择这个体式时，身体会感受到一种令人愉悦的细微的活动。吸气的时候，拉长上身，伸直腿部，然后在呼气的时候弯曲膝盖。重复这个循环，注意呼吸是如何推动动作的。

手臂变体

吸气时，向侧方挥动手臂并举过头顶，呼气时，双手向下合十于胸前到祈祷式，同时弯曲双膝。这对提高协调性、强化关节和腿部力量都非常好。

鹰式变体

用右上臂从下裹住左上臂，用右手去够左手。如果你正在尝试一些需要手臂平衡的体式 —— 如四柱式或鹤蝉式 —— 的话，这是一个很好的准备体式，因为它们都需要肩胛骨分开然后包裹向前。

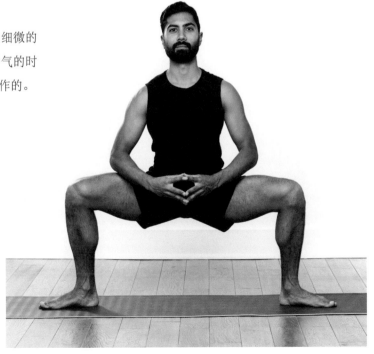

三大基本串联

身体层面的瑜伽练习最棒的一点就是它无限的可能性：你可以无限地重排体式的序列来保持练习的鲜活和刺激。要达到这一点，拥有一套你非常熟悉的动作序列就非常重要了，因为只有通过这种熟悉感，你才能真正地让自己的思维和身体"流动"起来，使之成为一个整体。这三个串联，我们在瑜伽中把它们称为动态练习的支柱。它们是优美流畅的动作序列，每一个都是经过几个世纪打磨的完美和谐的动作循环。前两个是向太阳致敬，最后一个是向月亮致敬。这三个序列从本质上有着谦卑的品质，包括承认这两个伟大天体以及地球上我们所居之处予以我们的巨大恩惠，并向它们致敬。而且这些都是绝妙的通过协调运动和呼吸来让你深入认识自己身体的方式。

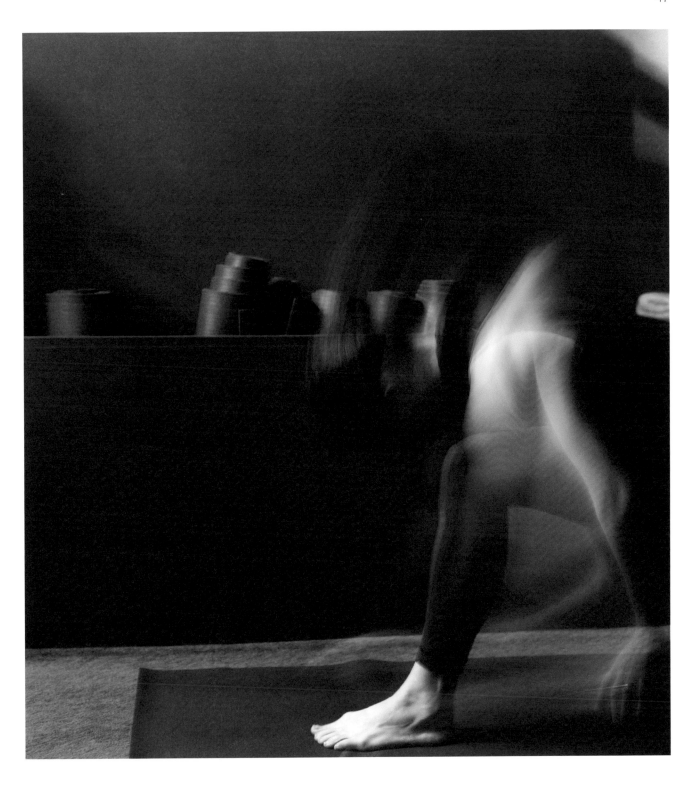

拜日式A —— *Surya Namaskar A*

从山式开始，吸气引导双臂向上举过头顶。呼气的时候身体前屈，头部、颈部和肩膀放松。吸气，目视前方再转向指尖（或者将双手放在小腿上，为身体正面创造更多的空间）。呼气，脚向后迈步变为板式，然后胳膊弯曲让身体下伏（保持双腿伸直或屈膝），手肘向内回缩。吸气，当你进入一个后弯的动作 —— 眼镜蛇式或者上犬式 —— 时，脚面放平以推动自己向前、向上。大腿提起来，双手用力向下压，肩胛骨沿着后背下滑，拓宽锁骨区域，使胸腔打开。呼气的时候，通过膝盖或脚趾的运动过渡到下犬式。引导稳定的气息进入后背五次。手指张开，保持耳朵与肱二头肌呈一条直线，拉伸脊柱。第五次呼气结束后，腹部内收，目视前方，膝盖弯曲，轻轻地向前迈步或者跳跃，使双脚落在双手之间。吸气，身体半抬。呼气，身体前屈向双腿折叠，吸气时拉伸脊柱，双臂向上伸展贴住耳朵，从而使身体站直。呼气，回到山式。

从山式（12点指针的位置）开始，然后按照顺时针的顺序来练习，直到回到起点。

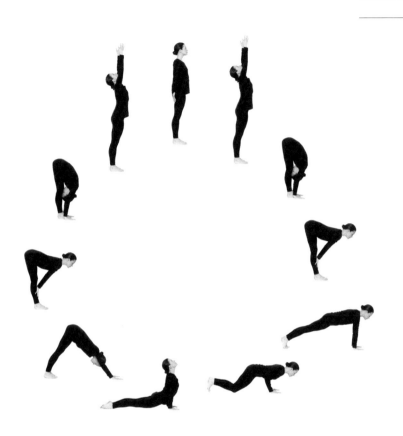

练习注解

把这个动作序列当作呼吸练习，并确保给自己足够的时间来进行深呼吸。尝试慢节奏的练习，让自己领会到每个体式和过渡的精妙之处。

关于呼吸的注解

想象呼吸是你用来跳舞的音乐。感受它的四个部分。吸气。吸到尽头的停顿。呼气。呼到尽头的停顿。冥想的功效来自慢下来，体会这所有的部分，还包含呼吸之间的空当。

变体

如果发现手腕在承重方面有困难，尝试猫牛式变体。不用下犬式来过渡，而是回到膝盖动作，练习猫式和牛式，两种姿势交替使用。这也会解放那些想要动作"流动"起来却不喜欢犬式的人！保持呼吸的节奏，就像在致敬一样。

拜日式B —— *Surya Namaskar B*

从山式开始，在弯曲双膝进入幻椅式时，吸气引导双臂举过头顶。呼气，前屈，头部、颈部和肩部放松。吸气，向前看，看向指尖（或者将双手放在小腿上，为身体前侧留出更多空间）。呼气，脚向后迈步变为板式，手臂弯曲，身体向下（双腿伸直或屈膝皆可），手肘向后。吸气，当你进入一个后弯的动作 —— 眼镜蛇式或者上犬式 —— 时，脚面放平以推动自己向前、向上。大腿提起来，双手用力向下压，肩胛骨沿着后背下滑，拓宽锁骨区域，使胸腔打开。在你呼气的时候，通过膝盖或脚趾的运动过渡到下犬式。左脚跟向内转，右脚迈到右手边。脚跟向下压地，在你吸气并进入战士一式的时候，双手向上举过头顶。呼气，双手着地，以后脚的脚趾为基准，前脚后跨，回到板式。吸气，然后在呼气的时候 —— 屈膝或保持双腿伸直都行 —— 手臂弯曲身体向下，吸气，进入眼镜蛇式或上犬式。呼气，进入下犬式。换另一边重复。再回到下犬式后，手指张开，拉伸脊柱和手臂，颈部放松，眼神柔和专注，引导稳定的气息进入后背五次。第五次呼气结束后，腹部内收，目视前方，膝盖弯曲，轻轻地向前迈步或者跳跃，使双脚落在双手之间。吸气，向前看，看向指尖（或者将双手放在小腿上，为身体前侧留出更多空间）。呼气，身体前屈向双腿折叠，吸气，身体抬起进入幻椅式，双臂向上伸展贴住耳朵。呼气，回到山式。

从山式（12点指针的位置）开始，然后按照顺时针的顺序来练习，直到回到起点。

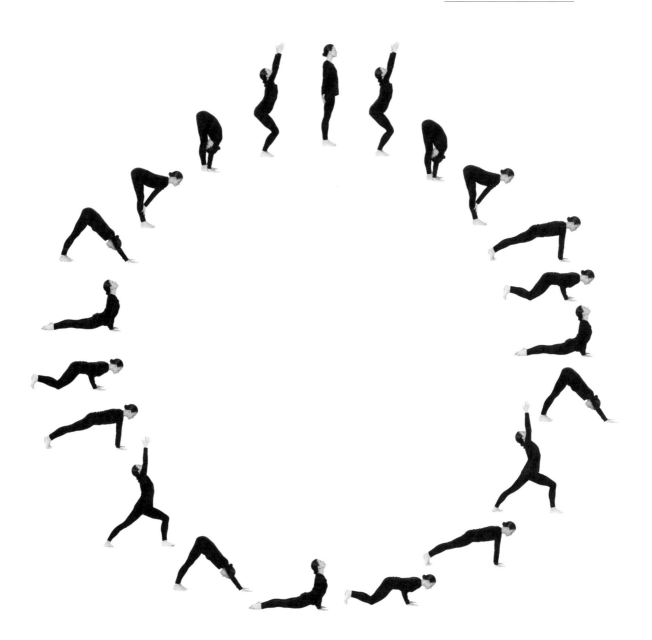

拜月式 —— *Chandra Namaskar*

从山式开始，吸气时引导双臂向上举过头顶。呼气时身体前屈，头部、颈部和肩膀放松。吸气，目视前方再转向指尖（或者将双手放在小腿上，为身体正面创造更多的空间）。呼气，右脚向后迈一步，然后膝盖弯曲形成弓步，直至大腿与地面垂直，与上身呈一条直线。吸气，并伸长手臂举过头顶。呼气，脚向后迈步变为板式，手臂弯曲，身体向下（双腿伸直或屈膝皆可），手肘向后。吸气，当你进入一个后弯的动作 —— 眼睛蛇式或者上犬式 —— 时，脚面放平以推动自己向前、向上。大腿提起来，双手用力向下压，肩胛骨沿着后背下滑，拓宽锁骨区域，使胸腔打开。呼气时，通过膝盖或脚趾的运动过渡到下犬式。吸气时，将右腿向后、向上抬起，然后在呼气时往前迈步，后膝落地进入弓步。吸气，双臂伸展举过头顶；然后呼气，迈步向前，双脚并拢于垫子前侧，身体折叠前屈。吸气，目视前方，身体半抬；呼气，再一次完全折叠前屈。吸气，身体立起，拉伸脊柱，手臂伸展举过头顶。呼气时回到山式。然后换另一边重复。

从山式（12点指针的位置）开始，然后按照顺时针的顺序来练习，直到回到起点。

练习注解

在向前、向后迈步的时候，注意脚是怎么放的。试着像猫那样轻盈地迈步。脚趾张开，用猫一样的脚步感受地面。

常见的不顺位

弓步对膝盖脆弱的人来说比较难。切记让你的膝盖处于脚趾上方，如果可以的话，保持小腿与地面垂直。

针对清晨的序列——唤醒和鼓舞

晨练有着特殊的魔力。我们得以不受生活的戏剧性，诸如充斥于我们头脑中的日常焦虑、谣传和流言蜚语的影响，而开始新的一天。它意味着我们可以进行更诚实的、不再被其他声音的喧嚣所排挤的自我探索，由此我们能更清楚地认识自己的底线：我们真实的处境、我们真实的呼吸方式、我们真实的感受。

经过 8 小时的躺卧，一天开始时，我们的身体是比较僵硬的。正因为此，早晨的练习就十分必要了，我们不得不去聆听身体在告诉我们什么。这个练习包括一些站立体式，它们很活跃，且有助于唤醒身体。这也是一种新的自我慈悲的起点，接受身体真实的样子，并鼓励一种善意在心底柔和地舒展开来。

在做动作的时候，你要像聆听你的身体一样去聆听你的思想；你会对自我批评中并非基于真相的那一部分有更清晰的认识，更能对你的身体有一种直觉般的体会，了解它想从你的练习中得到什么，又需要什么。

当然，这里提到的"练习"一词，才是开启一切的钥匙。不要期待奇迹。你会发现，每次你进行练习，"投入其中"的专注力和意志力都会获得提升。你自己才是这一切的动因。确定一个意图。坚持下去。从今天开始。

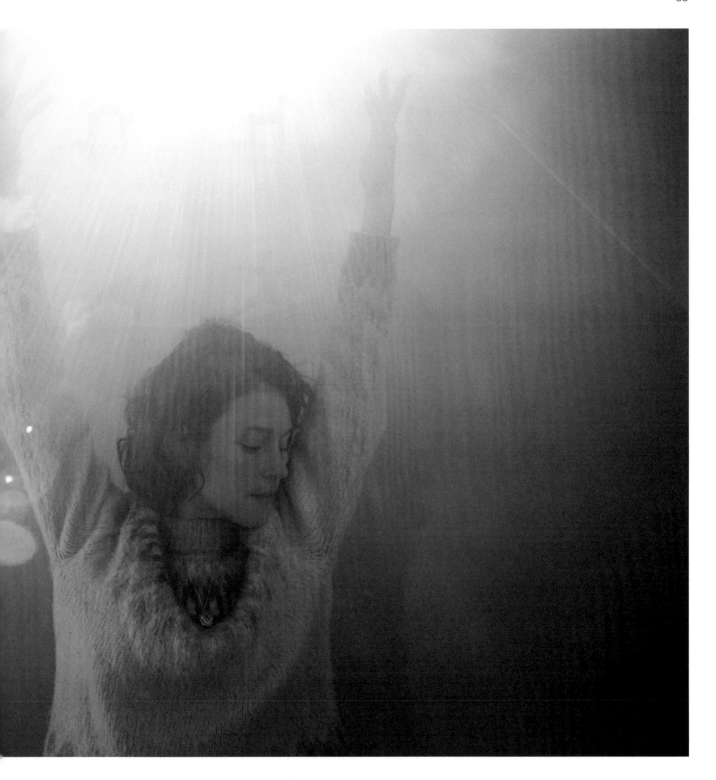

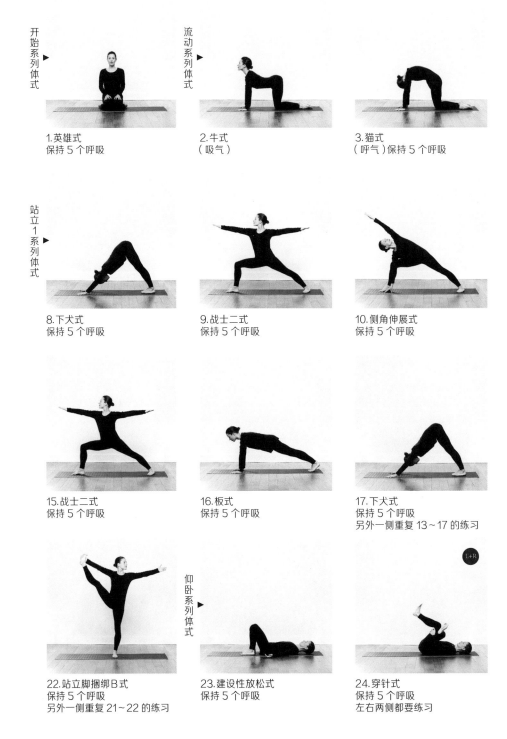

开始系列体式 ▶

流动系列体式 ▶

1. 英雄式
保持 5 个呼吸

2. 牛式
（吸气）

3. 猫式
（呼气）保持 5 个呼吸

站立 1 系列体式 ▶

8. 下犬式
保持 5 个呼吸

9. 战士二式
保持 5 个呼吸

10. 侧角伸展式
保持 5 个呼吸

15. 战士二式
保持 5 个呼吸

16. 板式
保持 5 个呼吸

17. 下犬式
保持 5 个呼吸
另外一侧重复 13~17 的练习

仰卧系列体式 ▶

L+R

22. 站立脚捆绑 B 式
保持 5 个呼吸
另外一侧重复 21~22 的练习

23. 建设性放松式
保持 5 个呼吸

24. 穿针式
保持 5 个呼吸
左右两侧都要练习

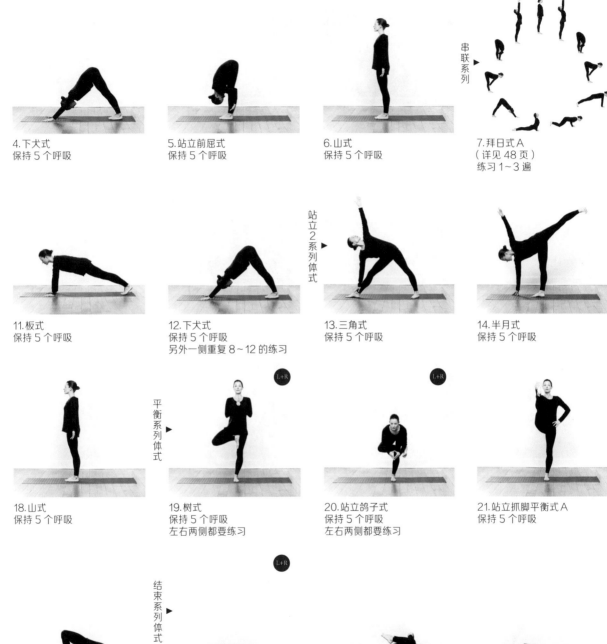

串联系列 ▶

4.下犬式
保持 5 个呼吸

5.站立前屈式
保持 5 个呼吸

6.山式
保持 5 个呼吸

7.拜日式 A
（详见 48 页）
练习 1~3 遍

站立 2 系列体式 ▶

11.板式
保持 5 个呼吸

12.下犬式
保持 5 个呼吸
另外一侧重复 8~12 的练习

13.三角式
保持 5 个呼吸

14.半月式
保持 5 个呼吸

平衡系列体式 ▶

18.山式
保持 5 个呼吸

19.树式
保持 5 个呼吸
左右两侧都要练习

20.站立鸽子式
保持 5 个呼吸
左右两侧都要练习

21.站立抓脚平衡式 A
保持 5 个呼吸

结束系列体式 ▶

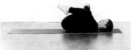

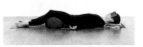

25.桥式
保持 5 个呼吸

26.雨刷扭转式
保持 5 个呼吸
左右两侧都要练习

27.膝碰胸式
保持 5 个呼吸

28.挺尸式
保持 5 个呼吸

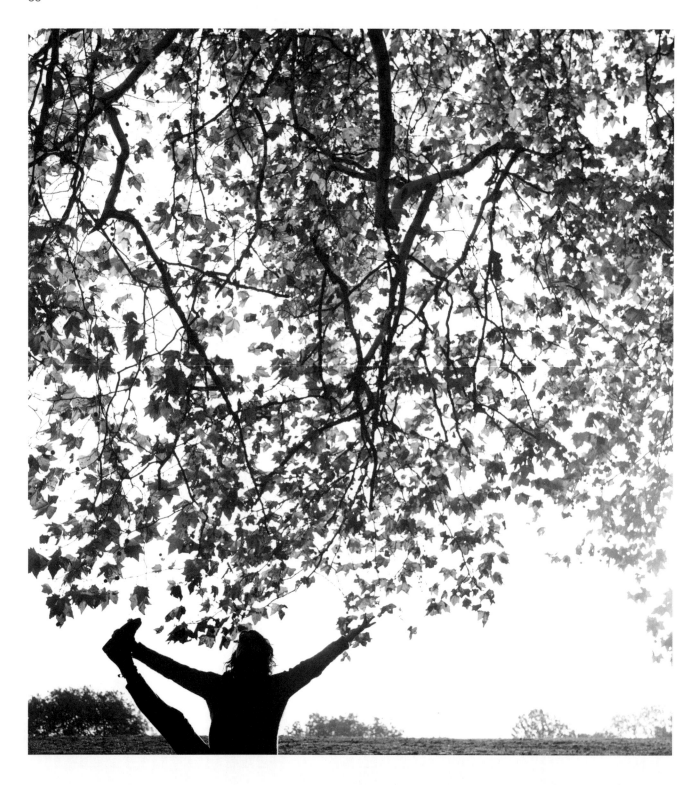

最后的休息

腹式呼吸

　　平躺，在膝盖下靠近大腿的位置放一个抱枕或枕头，找到一个舒服的姿势，以使身体能获得充分的支撑。将手放在腹部，感受碰触的温暖，然后将呼吸导向腹部，体会吸气时手上升、呼气时手下降的感觉。放松并感受五个回合的呼吸。接下来，将手舒适地放于胸廓上，手掌位于两侧肋骨之上，手指微分开。注意双手在吸气时因为肺部的扩张被轻轻推开，而在呼气时，胸廓内缩。最后，移动手向上来到胸部，手指尖置于锁骨上。注意呼吸的波动，它会扩张腹部，拓宽胸廓，锁骨向上、向外提，感受身体随吸气而舒展，随呼气而下沉。

呼吸的练习

呼吸是瑜伽的核心。除了作为动态练习的核心外，还有一些单独的呼吸练习，被称为呼吸控制法，一直被认为与体式练习同样重要。原因是，有意识的呼吸拥有一种神奇的能力，可以告诉你心情及与自己的关系。这是冥想的中心焦点，也是学会本真展现的最可靠途径。这就是这些练习的意义所在。它们的美妙之处就在于，你可以随时随地地练习，无论是身在瑜伽垫上还是坐在拥挤的火车上，都没关系。重要的是，无论你在哪里练习，都要用心去做。它们是极有力的工具，会让你极为振奋。

我花了好几年才相信自己的直觉，因为我曾经了解到，某种特定的呼吸法对我"很好"。于是我不顾自己的判断，继续练习，但是现在我知道，这样是不对的。如果一件事情让你感到头晕眼花，就停下来；如果它让你感到很焦虑，就停下来。你才是自己最好的老师，是对自己每日所需最好的判断者。不要强迫自己。这不是一场竞赛。深入、有意识的呼吸是在没有强迫的前提下，对于你内在恐惧的探索。把它当成一种探索、一段通向平衡的旅程，而不是为了其他任何东西而努力。

把练习当作重新校准身体系统的机会。当我还是一名芭蕾舞者的时候，我每天花好几个小时在芭蕾上，我所做的那些练习一直作用在我的身上，随着时间的推移改变着我的仪态。这些呼吸练习就像是它们的温和版 —— 在结束练习很长时间以后，你仍然能感受到它们带来的积极影响。

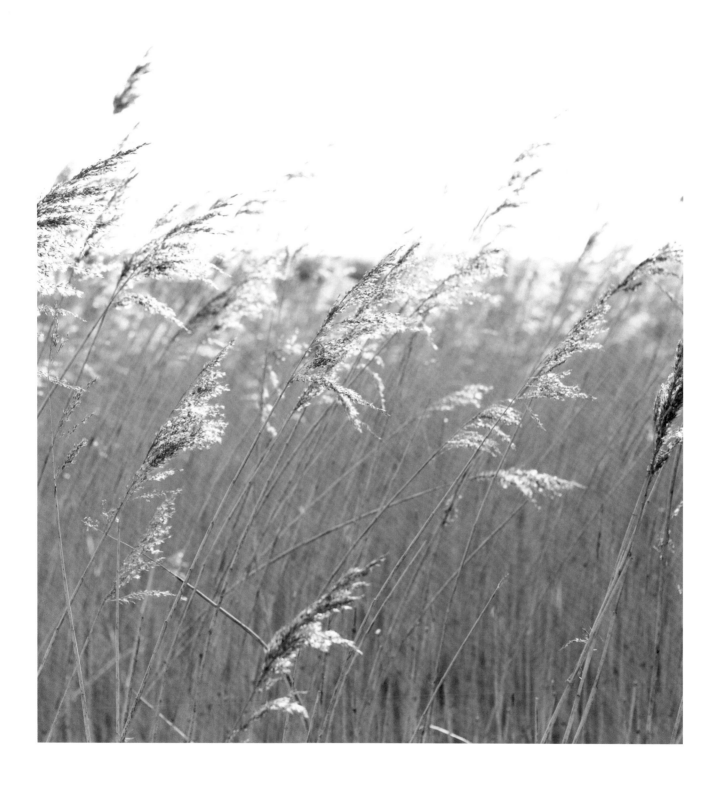

抚慰：均衡式呼吸

Sama Vritti

这是一种形式非常简单的即时冥想。它很容易做，而且用时短，在任何情形下都可以练习。首先，花一小会儿适应你的身体，要确保你是舒适的。做几个深呼吸，从鼻孔吸气，从嘴巴稳定地呼气。将你的觉察集中在呼吸上，找到呼吸循环的节奏：吸气和停顿、呼气和停顿。在呼吸的过程中你会发现，一种不费力就能很饱满的深长呼吸自然而然地出现了。循环的速度并不重要：你可以在每一次吸气、呼气时数到 2、3 或 4。有些人肺活量要比其他人大，而且每天的情况也都不一样。这不是一场比赛。在你吸气的时候，数到你选择的数字；呼气的时候，数到一样的数字。这会带给你一种非常舒服的感受，似乎你的呼吸和你的能量处于均衡的推与拉之间。保持专注于呼吸和自己最自然的状态。练习几个循环或几分钟之后，放松并回到自然的呼吸。观察并留意一种稳定的平静降临于你的感觉。

展现：胜利式呼吸／瑜伽呼吸

Ujjayi Pranayama

这一冥想形式的呼吸兼具温暖、提升能量和平静的作用，就像是对神经系统的深度按摩。你可能会在动态形式的瑜伽当中遇到过它，但是它常常被误解；这本该是个柔和而轻松的冥想练习，而我遇到的很多学习者都太过用力和紧张。

开始，将一只手放在嘴巴的前面。通过鼻孔吸气，然后通过嘴巴呼气到手上。注意呼吸的温热和它发出的声音。几个回合之后，在吸气的时候试着创造类似于海洋的声音。通过鼻孔将空气压向喉咙，确保呼吸平静且可控，且没有

想打喷嚏的感觉。鼻孔只是一个通道 —— 应该将呼吸导向喉咙。想象声带是小提琴的弦，呼吸就像是拉琴的弓。你想要它是顺畅、流动的，没有层次不齐的弹拨。你可能没办法马上掌握 —— 这需要时间和练习，就跟拉小提琴一样。但是练习就会有回报，而且改善是值得的。如果你发现喉咙变窄、发紧，请注意你的牙齿。让它们稍微分开一些，以便上下两排牙齿之间留有空隙，下巴是放松的。想象软腭在你呼吸时向上顶向口腔后侧，一直到头骨。感受呼吸如何贯穿于整个身体，并放松下来体验当下，这样你能体会到与自己更深层次的联系。

平衡：鼻孔交替式呼吸

Nadi Shodhana

这对任何寻找平衡的人来说，都是很棒的练习，因为它可以平衡左右两个呼吸渠道并唤醒内在的循环，让你密切感受到呼吸的微妙之处。

将右手的大拇指放在鼻孔的外侧，轻柔地按压，直到右鼻孔被完全关闭。通过左鼻孔吸气。在吸气的尽头，用无名指封住左鼻孔，松开大拇指，通过右鼻孔来呼气。用右鼻孔吸气，然后重复。微低下巴，把注意力集中于身体上。为了训练专注力，把食指与中指放到前额上。坐直，当你建立大脑的左右叶和体内能量循环的左右通道的平衡时，感受身体的舒张。

如果你的一侧鼻孔堵塞了，试着翻转进入胎儿式。向鼻孔堵塞的方向侧卧，呼吸 5～10 个回合，看是否有助于打通它。几分钟的交替鼻孔式呼吸之后，坐起来，暂停，然后以挺尸式躺下来，充分体验一下它的功效。这一方法也可以通过想象呼吸经由一侧鼻孔进，另外一侧鼻孔出来练习。这是非常好的适用于所有人的交替鼻孔式呼吸法。

平静：1：2比例式呼吸

Vishama-Vritti

　　当你心跳加速，需要立刻平静下来时，这是应对这种压力时刻的完美练习。吸气的时候数到2，然后花两倍的时间来呼气：4、3、2、1。这一呼吸法教给你的是，虽然吸气很重要，但呼吸最有趣并能使人平静的部分，是呼气。它能成为情绪改变的推动者，并由此对神经系统做出反应。饱满地吸气，使膈肌向上突起到肋骨的下方，同时胸廓向内缩进并下沉。呼气触发吸气，让膈肌下降并促进腹部的器官像气球一样向前鼓出并扩张。它的效果几乎是立竿见影的：你的心跳会慢下来，而且交感神经（它控制着所有的一切，从血压到瞳孔的扩张）会变得平静，你会感受到刺激变少，变得更加放松。当准备好回到自然呼吸的时候，你会觉得更加踏实，思绪更加清晰。从5个呼吸开始练习是不错的选择，直到你可以坚持做5分钟的练习，然后注意观察它所带来的不同。

如果你觉得自己的思绪飘忽不定，不要担心。培养集中度和专注力需要时间，这也是练习的一部分。有一个很好的办法能让你进入机敏而不感到压力的状态，那就是背靠墙坐下来。墙壁清凉和坚硬的质地会为你提供帮助。或者躺下来。你越舒服，就会越享受练习。

活跃：三段式呼吸

Viloma Pranayama

　　深呼吸对你有深远的好处，这个技巧鼓励你探索肺部的全部潜力。可以选择坐下来或者仰卧。将双手放在腹部，吸气，让腹部贴近双手。停顿，但不呼气。将双手放在胸廓上，继续吸气，然后停顿。将双手移动到上胸腔，吸一口气到肺部顶端。停顿并感受肺部的饱满。缓慢而稳定地呼气。为了掌握好换气时机 —— 获得交错吸气与深长吸气之间的平衡 —— 可以将呼吸想象成爬楼梯。迈上两级，停顿。再上两级，停顿。又上两级，停顿。这也意味着，呼气时就像平静而稳定地走下六级台阶。用适合自己肺部能力的节奏来练习这个呼吸。完全不要有压力和自我竞赛的感受。确保你在聆听自己的身体，在第一个焦虑与不舒适的信号出现时停下来，回到你自然的呼吸状态。在完成几个循环之后，停下来观察你的自然呼吸模式。

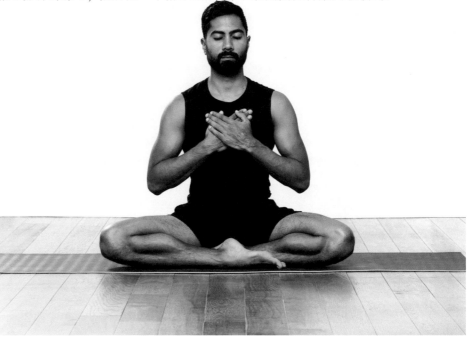

重新调整你的姿势

我们坐下来的那些时间 —— 坐在椅子上、车上，或者更糟糕的是，蜷缩于狭小的笔记本电脑周围 —— 将我们由从前骄傲的、直立的动物转变成萎靡的一团。我们的肩膀耸到耳朵边，起支撑作用的腰椎骨被危险地挤压着。这种萎靡会影响我们的身体：心情会影响姿势，姿势也会影响心情。肌肉记忆会记住曾保持过的姿态，当骄傲地坐着时，我们会感受到舒张，并觉得做好了准备，为生命做好了充分的准备。

通常，我们的本能总是矫枉过正，以为正确的姿势就该让脊柱僵硬而挺拔地直着。事实是，我们的脊柱是美妙且富有流动感的物体，有自然的曲度来分配身体的重量并提供力量，为身体的运动和感受提供可能性。

所以，如果你将自己陷入了萎靡之中 —— 身体或情感层面的 —— 试着用这一简单的重组技巧来调整你的姿势。

先站起来在房间里有意图地走几步，再回到自己的座位。坐到椅子上，让胯部略宽于大腿（你也可以双腿交叉坐在瑜伽垫上来做这个练习，如果它让你觉得更舒服的话），然后环绕坐骨转动臀部，使你感受到骨盆向侧面、前面和后面倾斜。你可以将骨盆想象为一个装满水的碗，而你在转动它。

三圈之后，换方向再次转动，直到你觉得上半身活动很流畅，脊柱在骨盆里面轻轻搅动。闭上眼睛慢慢地绕圈，圈越来越小，直到你在座位的中心发现了一种动态的静止。

从这里开始，将一只手放在身后，搭在椅子后方边缘上，另一只手放在对侧的膝盖上。吸气时，拉伸脊柱，让椎骨之间富有空隙；呼气时，开始扭转。保持这个动作五个呼吸，然后双臂向上举过头顶，身体向反方向重复扭转。

接下来，将你的双手放在两侧，歪头让右耳靠近右肩，在这个侧弯中感受颈部的拉伸。斜靠向你的右手，并让左手滑到胸廓上。通过五个呼吸来感受侧面身体的拉伸，尤其通过放在肋骨上的手，感受其下的呼吸律动。重复另外一侧。

最后，慢慢地转动头部，向左、向右，点头、摇头，再一次让动作的幅度变得越来越小，直到你觉得头部平衡地位于心脏上方。牙齿之间留点缝隙，保证呼吸时下巴放松。

现在你的头顶应该感觉开阔了，这样头与胸对齐、胸与胯对齐，它们全都毫不费力地被脊柱连接在一起。这时，我喜欢将脊柱想象为探寻光亮和海面的海草，它会对生命的涟漪做出反应，会带着好奇自由地移动，不再僵硬。

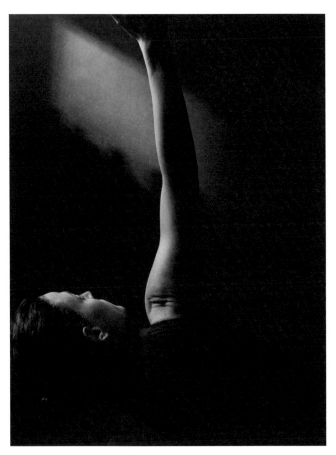
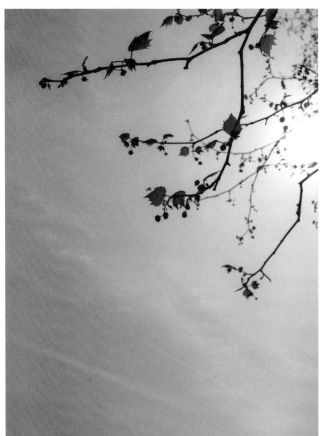

体式图书馆：
平衡体式

2/8

　　平衡是瑜伽练习的中心。我指的是更广义的，可以称之为持续的平衡，当然也包括摇晃和跌倒。重拾信心、再次尝试是一种优雅和姿态。我们必须记住：年纪越大，越难平衡，所以每天都要练习。就像我在课堂上常常赞许的塞缪尔·贝克特的观点："屡试屡摔，渐摔渐好。"

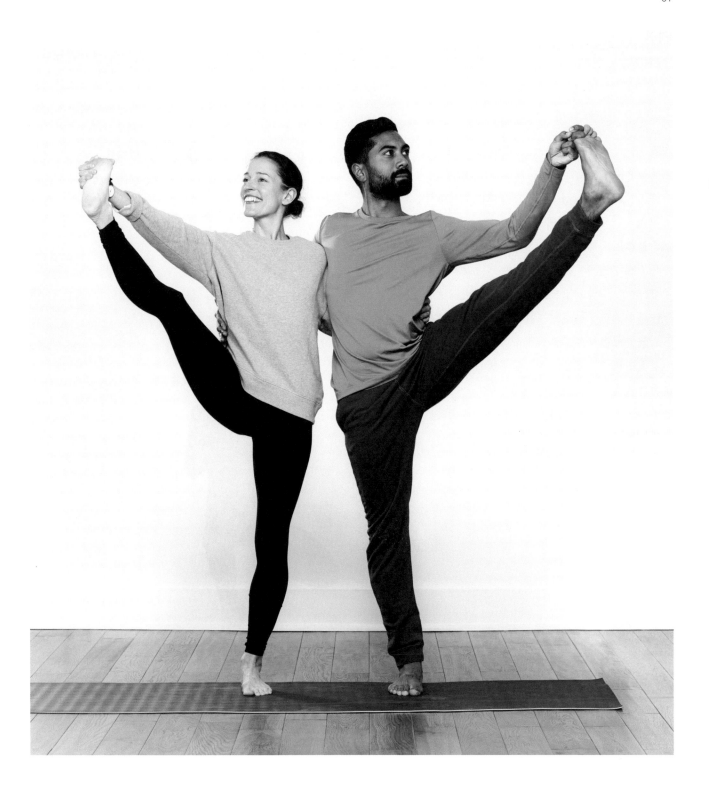

树式

Vrksasana

从山式开始，将一条腿向前提起，手握住脚踝，将脚底放在另外一条大腿的内侧，在膝盖上下皆可。手掌合十，感受两侧手掌均衡地用力，以及脚和大腿内侧均衡地用力。将膝盖转向侧面，随后这一侧身体向前方扭转，在你的身子像漏斗一样朝内、朝上扭转，拉伸筋骨、寻找稳定时，感受身体肌肉如何轻微地扭动着参与了姿态的变化。脚趾张开，踩牢地面，以大脚趾、小脚趾及脚跟中心为支撑点往下踩压。尾骨向下，感受骨盆向外提以及肢体向上、向外伸展的感觉。通过对"扎根"的想象，将身体的力量向下、向外分散来帮助你获得平衡，而手臂和躯干就像是风中摇曳的树枝。不要对什么是平衡有非常刻板的观点。把这个体式当成一场演出、一场舞蹈、一次对你当下感受的展示 —— 它不必一成不变。感受各个方向的成长，生命之剧流经于你。

练习注解

你可能会发现从视线向下注视着固定的某个点开始比较容易，然后，当你建立了自信，尝试将视线焦点向上抬起，直至平视前方。为了让挑战更有趣，可以尝试闭上眼睛。不要怕，摔倒再来。

注意胯部别塌。我们有时候会身形塌缩，使关节挤在一起，尤其是疲劳的时候。尝试向上拉伸，留意关节内的小空隙由此拉开。

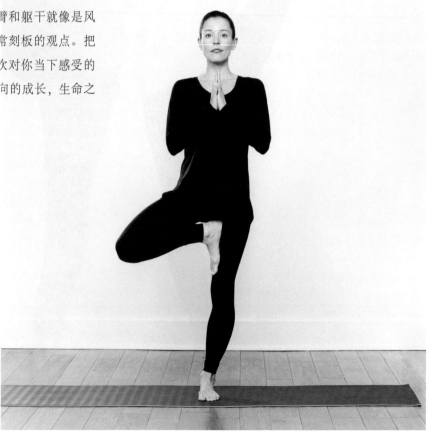

站立鸽子式

Tada Kapotasana

从树式开始，屈起的脚向上提起，并保持直立。弯曲站立的腿，以便另一只脚能够盘在大腿上，同时向后坐，就好像是要坐到一把椅子上。脚面翻转，脚心向上，使脚处于背屈状态。吸气时腹部向内、向上收起。当姿态稳定下来，感受到了与核心肌群的联系后，身体前屈，将双手架在屈起的腿和脚上。保持这个姿势几个呼吸，如果你想更深入一点，可将手肘放在之前双手的位置上。从体式当中退出来时，先将屈起的腿伸到前方，膝盖碰胸腔，然后放下，换另外一边。

练习注解

如果膝盖感受到任何不适，用树式来代替此体式。

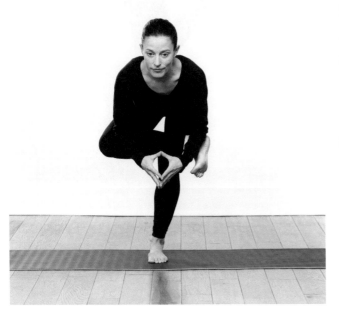

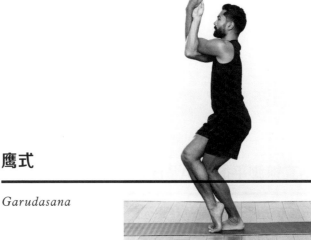

鹰式

Garudasana

从山式开始，呼吸时引导双手向前，一只手臂从下缠绕另外一侧的上臂，然后将双手放在肩膀上。如果觉得还有更多的空间可以深入，可再一次缠绕手臂，让双手掌心相对，大拇指朝向面部。向下坐进入幻椅式，意识沉入脚跟，同时脚趾张开使脚能够承力。用主力腿缠绕另外一条腿；可以让脚趾点在地上以保持平衡，也可以再缠绕一次，以便脚趾能钩在小腿上。呼气，大腿夹紧，再往下坐一些以进入体式，同时胸部一直上挺就像一只骄傲的鹰。锁骨放平外扩，想象两侧的肋骨就是准备起飞的鹰的翅膀。

练习注解

如果你觉得在捆绑当中肩膀很紧，胸腔被拘住，呼吸被抑制，就将双手放在肩膀上，这能让你深呼吸，进而让呼吸的节奏来激发体式。

常见的不顺位

如果两次缠绕导致足弓塌陷，那就只缠绕一次。你需要的是从脚往上都让自己觉得稳定与安全的体式。在做这个体式时，要避免将能量全部下压到胯部。相反，应该让肌肉抱紧身体的中线，意识到脊柱才是能量的支柱。

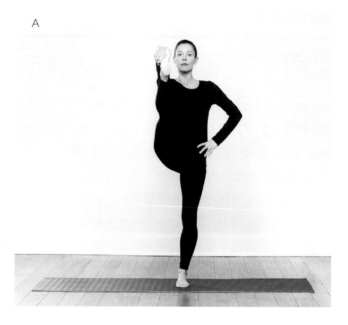

A

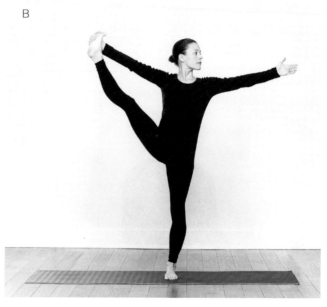

B

站立抓脚平衡式 A&B

Utthita Hasta Padangusthasana

从山式开始，一条腿向前、向上提起，就像在大腿与胃之间有一种磁铁似的牵拉力。握住小腿，或者伸展手臂握住脚的外侧，或者用食指和中指抓住大脚趾，并用大拇指扣住。呼气，右腿向前拉伸，同时保持脊柱向上伸展。左臂向后环抱肩膀，以免腿部让你失衡。顺着耳尖方向尽力向上伸展，感受从站立腿一直到软腭的拉伸感。从进入体式到退出，至少坚持五个呼吸。(图A)

当你准备好之后，在呼气时，从 A 体式开始将腿打开到体侧，且不要使胯部倾斜或上提。稍微调整重心以找到站立腿的平衡，如果你有信心且姿态稳定的话，可以将头侧转到肩膀之上。保持这个姿势几个呼吸，然后在呼气的时候，让腿回到中间。你可以在任何时候退出体式，之前怎么打开就怎么折回来。(图B)

练习注解

靠墙练习对这个体式来说是非常好的一种方式。身体侧面靠墙站立，或者背靠墙，都能很好地帮助你保持躯干直立，否则可能会被带动着偏离身体的中线。和所有平衡体式一样，你可以想象眉毛是精神层面的天平，帮助你来平衡身体的前后左右。

舞王式

Natarajasana

单腿站立，对侧的手向后伸展握住抬起来的脚踝外侧。手在握住脚踝的时候，记得保持手臂舒展，以便大腿的重量能够导向地面，这会帮助肩膀放松，并为胸腔区域建立舒适的感觉。在做进一步的动作之前，确保胯部是相对水平的，膝盖并作一排，视线放松向前看。从这里开始，慢慢地将另外一只手臂向上伸向天花板，做个深呼吸，通过上提肋骨远离胯部来为躯干提供延展度和空间。呼气带动身体摇摆，在腿向后压的时候，通过拉长的手臂和身体侧面感受均衡的拉伸。在向上、向前伸展的时候，感受支撑腿的拉力，因为你在将能量压向后面的手，帮助后面的腿拉伸。呼吸，感受在后抬的脚与前伸的手臂间舞动的能量。不要怕从体式中掉出来 —— 这也是旅程的一部分。

练习注解

选择适合你的抓握方式：从外侧握，或者肩膀打得够开的话，从内侧握。不管选择哪一种方式，一定要保证肩膀没有觉得不舒服。如果两种都不奏效，你可以用一根弹力带拉住脚踝，这样更容易摆好姿势。如果你苦于平衡问题，练习时靠墙近一些，侧面靠墙或者正面对墙，把它当作偶尔的支撑。

我们的眼睛在平衡中扮演着非常重要的角色：看向哪里，以及如何看。轻轻地注视某一点，然后问自己："是否有种凝视的感觉？"如果是的话，眼底放松一些，再注意感受在这个复杂的体式当中，怎么做能让身体觉得更放松与舒适。

自己练习的顺序

你可以从串联的序列过渡到此体式，从高位的弓步向前推进。或者，从山式开始进入，也是一种比较简单的基础选择。

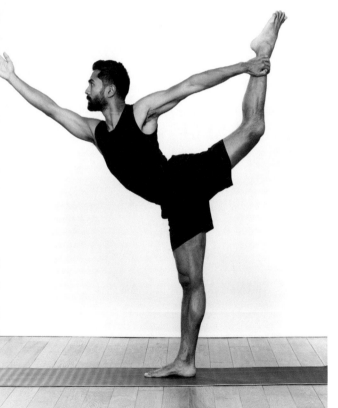

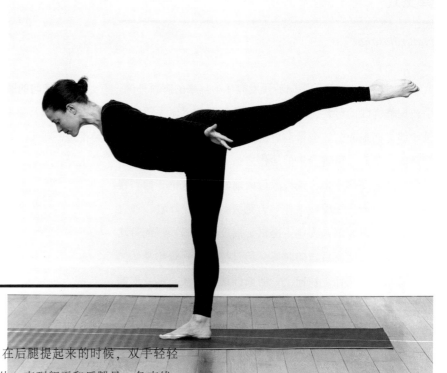

战士三式

Virabhadrasana Three

从站立开始，一只脚迈一步向前，在后腿提起来的时候，双手轻轻地放在胯部。像跷跷板一样向前倾斜身体，直到躯干和后腿呈一条直线，最终与地面平行。如果保持平衡对你来说太难了，就将双手继续放在胯部，或者将它们向两侧打开，就像是翅膀。在抬起的腿到头顶之间，创造一条漫长的能量线。要同时保持体态的开阔与肢体的活跃，感受身体向各个方向伸展。

当你准备好要退出体式时，把进入的动作反着来一遍，然后准备换个方向再来一次。

常见的不顺位

这是一个对每个人来说都极具挑战的体式。尝试让过渡动作慢下来。这会给你时间去留意胸腔是否倾斜，或者关节是否被锁死。

变体

如果这个体式让你感觉比较舒适，可以尝试手臂的变化。你可以将手臂举过头顶，像飞机一样向两侧打开，或者只是简单地在身体两侧自然下垂。

记住，在所有体式中，我们的努力都是为了获得平衡 —— 与舒适、力量和灵活之间的平衡。

单腿脊柱前屈伸展式

Urdhva Prasarita Eka Padasana

呼气时，将身体的重量调整到一条腿上，保持足弓上拱以支撑站立的腿。身体前屈，将手放在地面或瑜伽砖上。另一条腿朝向天花板上抬，在弯身向前的时候，轻轻地呼气并将肚脐内吸，给腹部带去拉伸感与协调感。放松，进入站立前屈式，并拉伸抬起的腿。在吸气的时候，尽力为躯干创造更多的空间，并且评估手的下方是否需要瑜伽砖。在呼气的时候，前屈得更多一些。保持这个形态，呼吸，向下转动用力的那边髋骨，从胯到脚趾都用力向后靠。脚趾张开，让四肢一直充满活力。

练习注解

缓慢且谨慎地过渡，以免站立脚的脚趾旋转向内，以及膝盖屈曲。一个较稳定的过渡能让你更全面地体验这个姿势。

自己练习的顺序

你可以从战士二式过渡到这个体式，或从鹰式或树式等站立平衡体式进入。

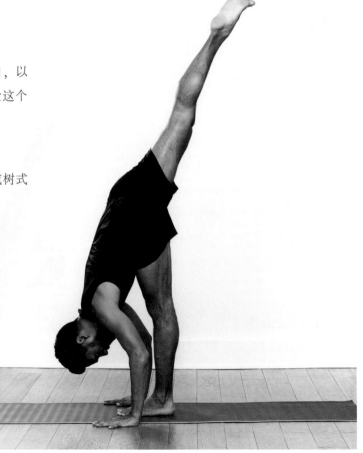

半月式

Ardha Chandrasana

从三角式开始，将一块瑜伽砖放到你的前面。身体向前，将指腹放到地面上，或将手掌放到瑜伽砖或地面上，以使手处于肩膀的正下方。大腿肌肉紧缩，以使膝盖保持稳定。活动后腿，然后将之向上抬，直至其平行于地面，保持与预备式一样的准线。注意在抬腿过程中，保持腿与胯部对齐。你的脚要保持活跃，脚趾张开，沿脚趾向外伸展，脚尖面向侧面墙壁。把这个体式想象成在半空中完成的三角式是进入该体式的一个好办法。

练习注解

我最喜欢的关于这个体式的变体，是将撑地的手的手指呈爪状拱起，仿佛一顶帐篷。这一动作会使你的掌心形成一个吸盘，它很好地模仿了呼气进入这个姿势时，盆底提起的状态。你可以用降落伞或者中心部分被上拉的手帕的形象来产生灵感，以完成从最深的核心肌肉到手指尖的上提。

半月式需要首先保证的是腿部和躯干的稳定性，所以从手扶胯开始。一旦稳定性建立起来，你就可以张开手臂并挥舞，或把上抬的胳膊绕过后背来一个半捆绑，再试着将撑地的手抬起来；这使姿势得以优雅地变换。

自己练习的顺序

你可以很好地从侧角伸展式或三角式过渡到这个体式，这些体式中的脚部位置都是很好的起点。如果你要在序列中加入这个体式的话，准备好辅具。大多数人都需要一两块瑜伽砖，因为进入或退出这个体式

都很挑战腘绳肌和下背部。不要过度劳累自己去复刻演示的姿势：体式在不同人身上会有不同的展示。试着以两手扶砖作为准备动作，或在做这个姿势时，让后腿靠墙来获得平衡。

常见的不顺位

当心两腿的过度交叉、手或瑜伽砖放在不正确的位置上（它们应处于腋窝的正下方），以及颈部肌肉不必要的紧张。

这个体式的技巧在于找到不对称的平衡。

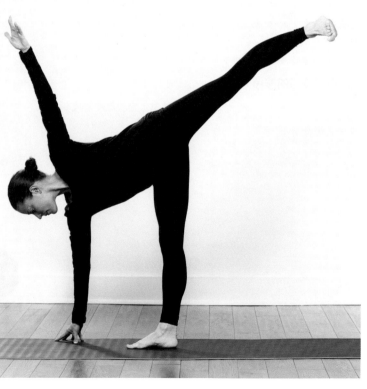

扭转半月式

Parivrtta Ardha Chandrasana

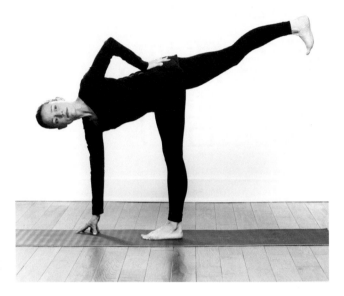

从站立前屈式开始，吸气，身体上挺，胸部离开大腿，使背部自尾骨到头骨底部得以伸展。大腿肌肉向上提紧，抬升膝盖，以便保持下半身稳定。用瑜伽砖支撑双手，或者双手呈杯状，仿佛一个小小的吸盘，这样就有了稳定的三角支撑，使你能用指腹把自己撑高。感受大腿前侧绷紧而后侧放松。将体重转移到一条腿上，另一条腿向后方抬起，保持脚尖朝下，从臀肌到脚跟再到脚趾全线尽力拉伸。在将腿后抬的同时，将体重挪到站立腿对侧的手上。另一只手放于骶骨处，从拉伸脊柱开始，将腹部朝站立腿方向扭转。如果这个姿势你觉得撑得住，并想更进一步的话，可以将空闲的那条胳膊向天花板方向伸展，但别太勉强。你可以选择向上看着这只手，或是向下看地面，但一定要使自己能放松地注视着某个地方，这样有助于平衡。保持这个姿势做几个深呼吸，让呼吸的节奏带着你先是拉伸，然后胸部向上扭转，直至上半身充分展露。吸气时，拉伸腿部并将呼吸导向体侧；呼气时，放松胸廓并加深扭转。

练习注解

这是个充满挑战的体式，你的目标不是把腿抬得很高，但把腿抬到与地面平行确实会让这个体式变得更容易完成。

把瑜伽砖垫在手下可以对此有所帮助。当你呼气、将骨盆向上向外提的时候，试着通过脚趾尽力绷紧拉伸抬起的腿，并调整盆底肌以给予支持。

自己练习的顺序

你可以从战士一式或金字塔式进入这个体式。如果采用后者，提前准备好辅具。

变体

你可以从这个扭转的姿势开始，后腿弯曲，延展抓住后脚踝，将大腿向后侧拉，以打开身体正面并保持扭转。如果你觉得可以承受，保持这个姿势，或用胳膊钩住脚的大脚趾那一侧，上臂外旋，感受胸腔的宽度。按进入的步骤退出体式，然后另外一侧重复该体式。

动态练习 ——
振奋精神，
激发活力

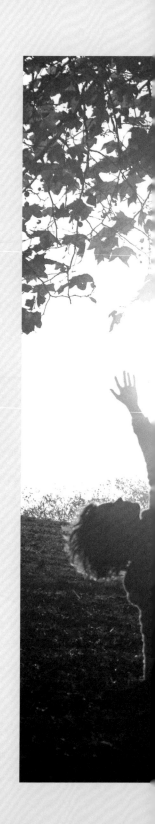

　　瑜伽有一种独特的能力来提升和改变你的情绪。这个有趣而富有挑战性的序列，很适合你感觉兴致缺乏、需要振奋精神的时候练习，而你情绪高涨时，它也是将之展露的绝佳方式。不过，这并不意味着它就该被仓促完成。活力来自你随呼吸而动：只有通过真正充分饱满的吸气和被完全感受到的呼气，你才会有有力的感觉。所以，慢慢来，不要匆匆忙忙地摆姿势、做完了事。关注每一刻。钟摆是一个很好的想象形象。想想你的呼吸节奏，它如何起伏和流动，在尽头有个轻轻的停顿，就像钟摆沿着抛物线运动。呼吸之间的间隔给了我们很好的机会去体验它的神奇之处，它把练习变成了移动的冥想。

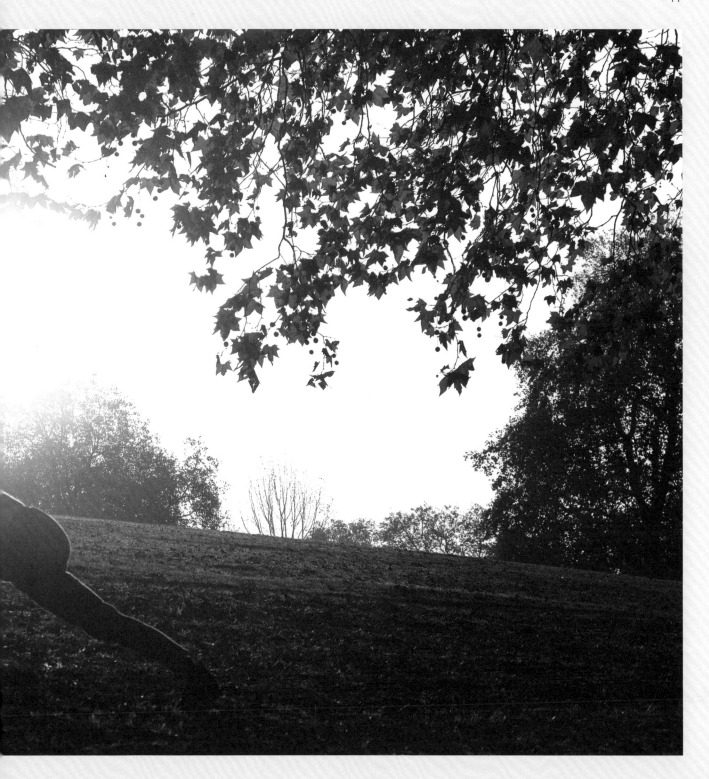

78

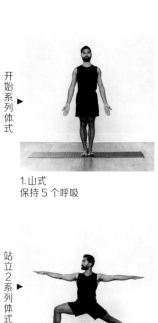

开始系列体式

1.山式
保持 5 个呼吸

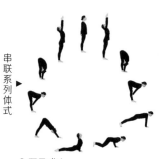

串联系列体式

2.拜日式 A
（见 48 页）
练习1~3 遍

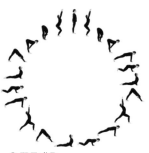

3.拜日式 B
（见 50 页）
练习1~3 遍

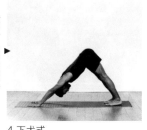

站立1系列体式

4.下犬式
保持 5 个呼吸

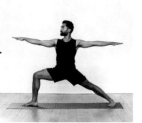

站立2系列体式

9.战士二式
保持 5 个呼吸

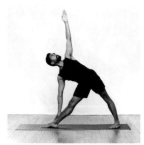

10.三角式
保持 5 个呼吸

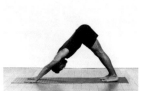

11.下犬式
保持 3 个呼吸
另外一侧重复 9~11 的练习

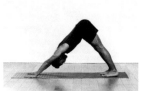

站立3系列体式

12.战士二式
保持 1 个呼吸

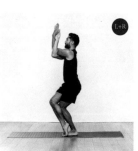

17.鹰式
保持 5 个呼吸
左右两侧都要练习

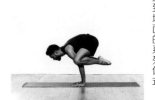

18.鹤蝉式
代替体式：花环式
保持 5 个呼吸

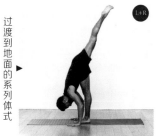

过渡到地面的系列体式

19.单腿脊柱前屈伸展式
保持 5 个呼吸
左右两侧都要练习

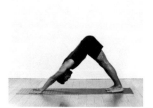

20.下犬式
保持 5 个呼吸

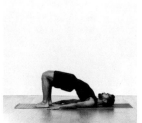

25.桥式
保持 5 个呼吸

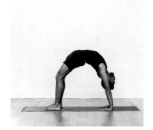

26.轮式
代替体式：桥式
保持 5 个呼吸

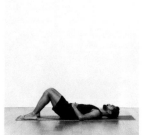

27.建设性的修复体式
保持 5 个呼吸

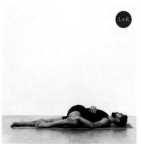

28.仰卧扭转式
保持 5 个呼吸
左右两侧都要练习

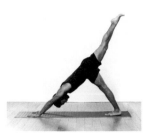

5.下犬式：单腿变体
保持 1 个呼吸

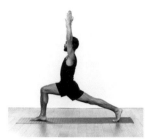

6.新月式
保持 1 个呼吸

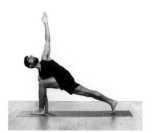

7.站立扭转式
保持 5 个呼吸

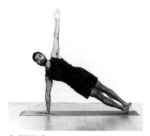

8.侧板式
保持 5 个呼吸
另外一侧重复 4~8 的练习

L+R

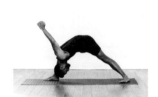

13.战士二式：谦卑式变体
保持 5 个呼吸

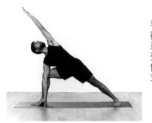

14.侧角伸展式
保持 5 个呼吸

平衡系列体式 ▶

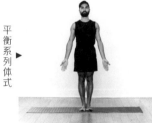

15.山式
保持 5 个呼吸

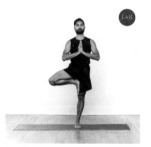

16.树式
保持 5 个呼吸
左右两侧都要练习

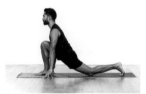

21.低弓步
保持 5 个呼吸

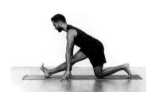

22.半神猴式
保持 5 个呼吸
另外一侧重复 20~22 的练习

地面系列体式 ▶

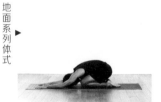

23.婴儿式
保持 5 个呼吸

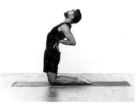

24.骆驼式
保持 5 个呼吸

结束系列体式 ▶

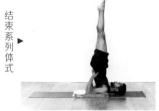

29.肩倒立式
代替体式：腿靠墙式
保持 5~10 个呼吸

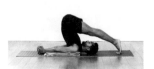

30.犁式
代替体式：倒箭式
保持 5~10 个呼吸

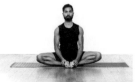

31.束角式
保持 10 个呼吸

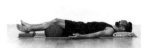

32.挺尸式
保持 5 分钟

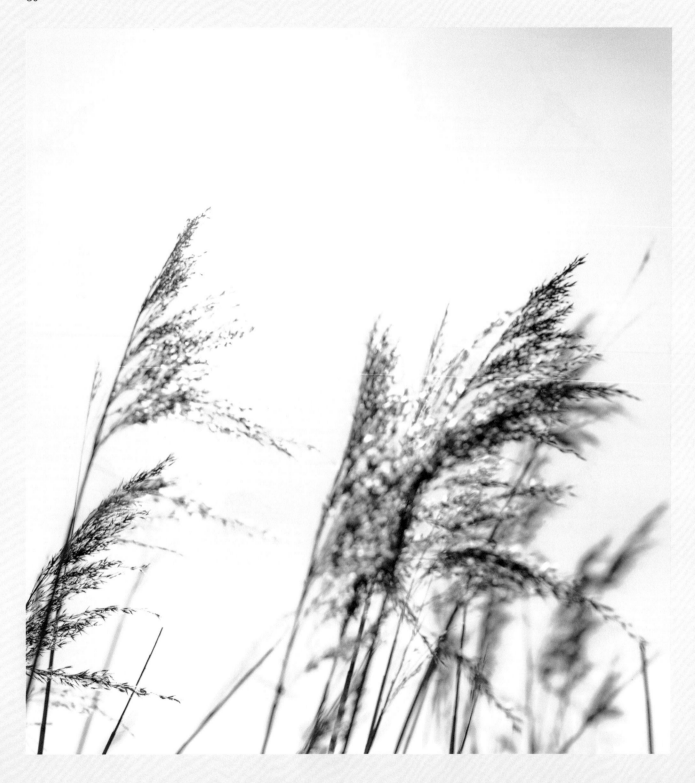

最后的休息

三段式呼吸

瑜伽的八个分支当中，呼吸控制法（pranayama）涉及对呼吸的控制管理。其中最容易掌握的技巧是三段式呼吸法，对那些渴求专注力与集中力的忙碌大脑来说，它是非常好的工具。

坐下或者躺下来。将双手放在腹部，吸气，停顿；再将手放到胸廓，深入一点地吸气，停顿；再将手挪到胸口位置，一口气吸到肺的极限，停顿。然后缓慢而稳定地呼气。

为了掌握恰当的呼吸时间，想象你的呼吸在爬楼梯。它上了两梯，停住；再上两梯，再停住；之后又爬了两梯，停住。这就意味着呼气时，你需要缓慢而稳定地下六个台阶。

以适合你和你的肺部能力的速度来练习，不要有压力，也不要跟自己竞争。一定要听从身体的声音，在第一个不舒服的信号出现时就停下来，回到自然呼吸。

在完成几个回合后，停下来，观察你的自然呼吸模式。你的目标是感受到肺部的饱满与弹性，更重要的是，感受到呼吸是可度量与可控制的。

日常的挺尸式

我们大都认为挺尸式是体式练习结束后的内容，其实它也是一种练习；挺尸式不是简单地躺下来休息，它使活跃的思维和切实的身体感受相互协调。如果你的身体或者头脑被过度刺激了或是处于迟钝状态中，这是使它们得以休整的一种方式。把它当作一个重置系统的方式，一个回到基线检查自己的机会。

挺尸式的美好之处在于，它只要 5 分钟就能完成。如果你有多达 20 分钟的时间，你就有机会将身心的各个层面都过滤一遍。而且它什么都不需要 —— 只要有足够躺下来的地板空间就可以。也就是说，仪式本身就是一种滋养。

我喜欢将灯光调暗一些，叠一块毯子放在头的下面，将另一块毯子盖在身上，并在腿后侧放一个抱枕。为自己设定一个当下的目标。如果你有眼枕，把它放在额头或者眼睛上，然后让自己沉入身体在空间中的感觉里，沐浴其中。当头脑安静下来，让身体成为关注的焦点时，你会感到深度的放松。

让你的身体来决定什么时候准备动起来退出挺尸式。从用大拇指慢慢地摩擦其他手指开始，让感觉回到身体的外缘。动一动脚趾，轻轻地将头从右到左转一转，感受脑后的地面。然后，转过身来，以胎儿的姿态侧躺几个呼吸。做一个长呼气，感谢自己创造了重置和更新的空间。

躺下，休息，重置。每一天。

————————————

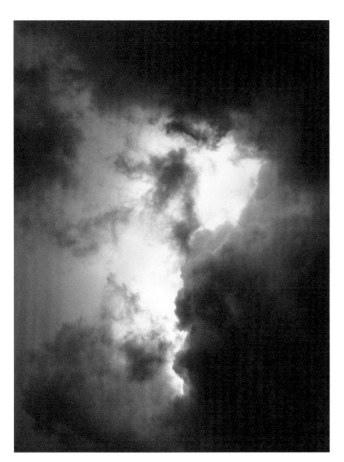
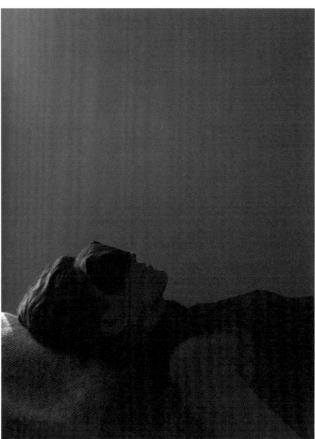

体式图书馆：
手臂平衡

3/8

手臂平衡对瑜伽的动态练习，对其由呼吸引导的流动而专注的移动非常重要。在所有体式中，它们能让身体显而易见地统一起来，胳膊与腿同心协力，呼吸是节拍器，深层核心将一切融为一体，思维与身体合二为一。

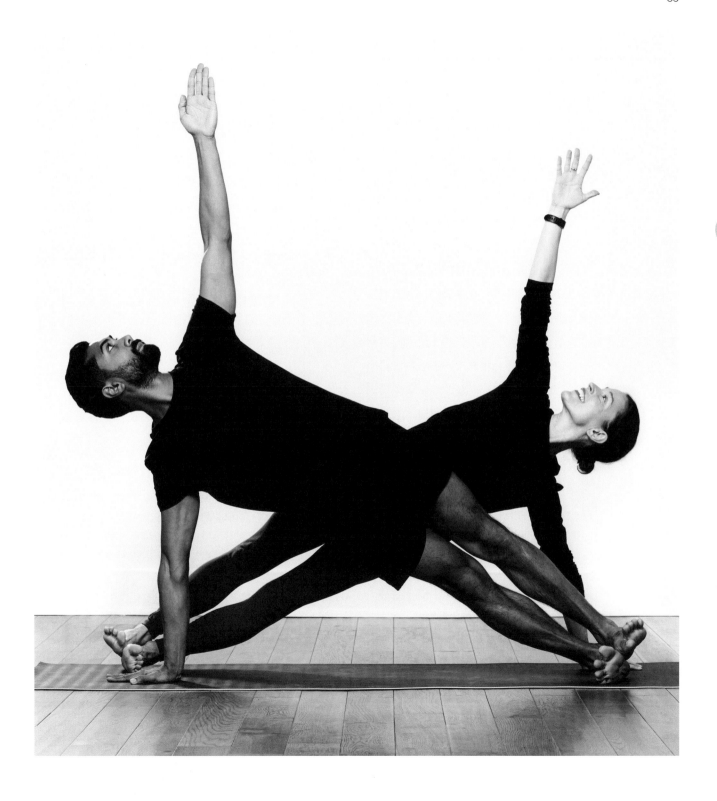

下犬式

Adho Mukha Svanasana

从四肢着地开始，膝盖分开与胯同宽。双手放在瑜伽垫上，与肩膀外缘对齐，手指张开，虎口朝前。身体向上呈倒 V 形，骨盆位于最高点。双腿与双脚分开与胯同宽，双脚保持平行。你也可以分得更开一些，让下背部更舒服。头部自然下垂，头骨底部完全放松。寻找身体正面和背部的均衡延展，呼气时，腹部轻微用力。弯曲膝盖，使骨盆更加向上提升，脊柱伸展。下犬式的重点不是拉伸腘绳肌，而是手臂的平衡与倒立，也就是说，是要通过手臂和肩膀来获得脊柱的延展与身体的稳定，并使头部低于心脏，感受血液回流的益处。如果你确实具备很好的灵活性，或想要通过下肢及双脚体验接触地面扎根向下，那么将脚跟中心部位向下踩或将脚跟放在瑜伽垫、卷起的垫子和毯子上会感觉不错。呼气时，可以想象呼吸推动脚跟向下。尽力延展手臂，但注意肘关节不要锁死。在双手下压的时候，想象你在试着轻柔地将垫子一分为二 —— 这会给你的耳朵和肩膀内侧之间带来一些空隙，消除颈部及喉咙附近的拥塞感，这样你在这个姿势里能觉得更宽松。

练习注解

你可以把下犬式当成一个向前屈身。注意力放到骨盆的"碗"上，感受在你逐渐进入这个体式时，它是如何通过倾斜来促进身体的延展并在身体内部制造空间的。

常见的不顺位

如果你的关节过度松弛，那要留心肘关节锁死、胸腔塌陷、身体重量倾泻于肩膀以及肋骨外张 —— 这些都会给体式展开制造阻碍。你需要兼顾力量与灵活。将肋骨向内、向下带是一个简单而有效的自我调整的方法。

呼吸注解

下犬式是一个在几乎所有动态序列中都会出现的基础体式。你会多次处于这个体式当中，进入它、退出它，所以有机会更富于想象力地去思考呼吸和它的三维特性。以下是几个小的呼吸实验，可以在下犬式中帮助你从三个维度上更加形象地感受你的身体。

1. 吸气，感受气息从你身体正面升起，从掌心牵引能量到腋窝。呼气，感受气息沿背部而下到脚后跟，并在呼吸的末尾与地面形成深度连接。

2. 吸气，让气息充盈心脏后的空间，在后背上部的突起处形成吸气带来的膨胀。呼气，让胸廓舒张扩展，使胳膊从心脏位置伸展出去。

3. 吸气，感受气息起自心脏，使你的肋骨呈扇形向外舒张。你可以带着将你的垫子拉裂的感觉来模仿这个手风琴似的呼吸。呼气，随着肋骨向内向下放松，感受气息被牵引回身体的中心，再随腹部向上回缩而轻盈升起。

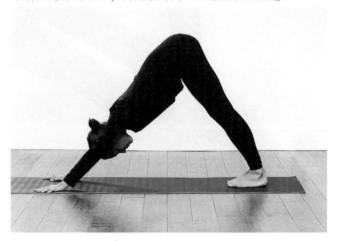

单腿下犬式

从下犬式开始，双手均衡地用力下压，并抬起一条腿。绷紧腿并尽力伸展，保持其与胯部呈一条直线。脚趾张开，并借助足弓外蹬制造一种从腹部一直到身体末端的开阔感。

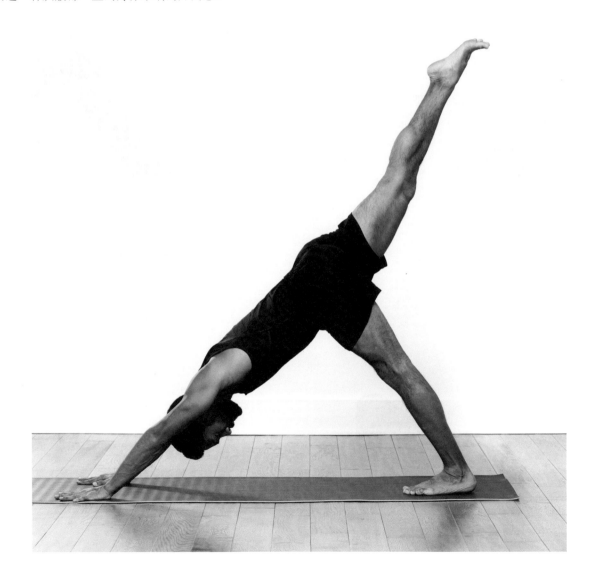

小狗伸展式

Anahatasana

从四肢着地开始，手掌前挪。花点时间慢慢来。在你的手往前挪的过程中，确保胯部高于膝盖，这样你会觉得上臂处有种打开的感觉，保持手肘离地。额头触地，保持脊柱拉伸，让这种拉伸感一直延伸到指尖。想象手臂从胯部伸出，将肋骨拉离骨盆，以此来感受身体侧面的伸展。

练习注解

有一个在这个体式里帮助打开身体正面的方法，就是手掌抬高，手指呈爪状撑住地面，同时放一块瑜伽砖在额头下以支撑头部。这给你更多的空间来轻轻打开身体和呼吸。

如果你灵活性很好，可以将喉咙和胸口也置于垫子上，目视前方。不要强迫自己做这个更深入的姿势，要始终将呼吸作为第一关注目标。

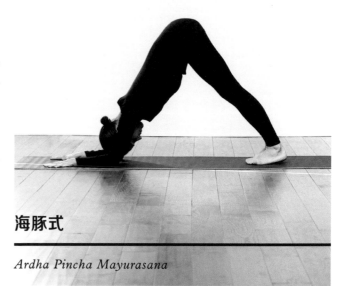

海豚式

Ardha Pincha Mayurasana

从四肢着地开始，手肘放在肩膀下方，前臂置于身体前方，手掌下压。保持双脚和膝盖与胯同宽，呼气时，胯部上提，身体呈三角形。头部下垂，延展头顶到尾骨一线。肩胛骨向手肘方向移动，手臂和耳朵保持一点距离。

练习注解

为了拉伸脊柱，你可能需要弯曲膝盖并上提脚跟。

如果你的手肘向外滑，试着在双手的大拇指和食指间放一块瑜伽砖并抱紧。肌肉向中线夹紧，保持手肘与肩同宽，如果需要的话就停下来歇歇。

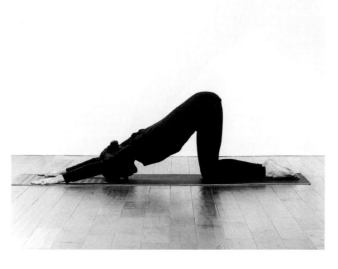

牛式

Bitilasana

从四肢着地开始。确保膝盖在胯部的正下方，双手在肩膀的正下方。手指张开，双手扎根向下。确保双臂伸直而肘关节没有锁死。你想要从手指到胳膊，到肩膀，再到背部上方都有被撑住的感觉，就得避免肩膀的塌陷和下滑。确保肘窝向内，并将大拇指和食指向下压。吸气，让你的髋骨尖（髂骨）向下，拉伸你的坐骨。腹部下沉而前胸打开，在你视线微微上抬的时候，呼吸，并将气息导入锁骨下方的空间。在吸气的尽头时停顿。

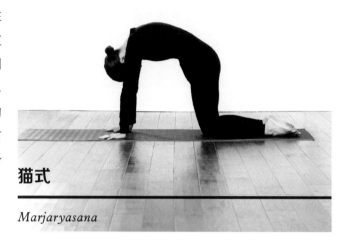

猫式

Marjaryasana

从牛式开始，呼气，下巴向内卷，并借助呼气收缩腹部。双手下压，胳膊和肩膀就势撑起，当脊柱上端突起的时候，感受肩胛骨之间的空间。脊柱从头到尾都拱起来，仿佛一只愤怒的猫。

练习注解

这两个动作都是由骨盆向前、向后转动所引发的。你可以将骨盆想象成一个盛水的碗，这样或许有所帮助。

如果你对建议的姿势感到不太舒服，试着调整双手和双腿的间距，让体式适应你的身体。

8字形变体

从四肢着地开始，确保膝盖在胯部正下方，双手在肩膀正下方。保持稳定的呼吸节奏，用胸腔的中心画8字。我们的大多数动作都是上下或左右方向的，但这个可爱的变体允许你去探索身体各种可能的波动。

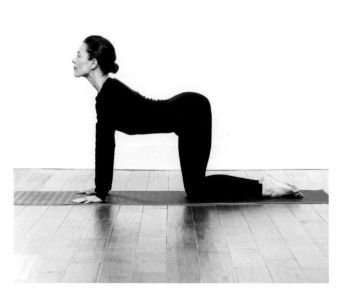

板式

Phalakasana

从下犬式或四肢着地姿势进入板式，手指分开，食指朝前。通过脚跟向后蹬以及动态地将大腿抬平来确保腿部处于活跃状态，尾骨下拉但不要缩起来。头顶、肩膀、臀部到脚跟都在一条直线上。不要向内夹紧肩膀，而是用手将身体向上推，并在背部上方制造一个微微的凸起，打开心脏后侧的空间。感受身体的内在排列，从腿沿脊柱而上直至软腭，仿佛有一个网状的脉络贯穿于身体并将之连接成一个整体。耳朵尖向前延伸以感受头骨底端的拉伸感。在这个体式中充分地呼吸。

练习注解

如果你感觉到背痛，或者背部下方凹下去了，就把膝盖放到地上。

尝试新事物是好的；更重要的是，如果你在做的事让你感觉不太好，改变主意也是好的。

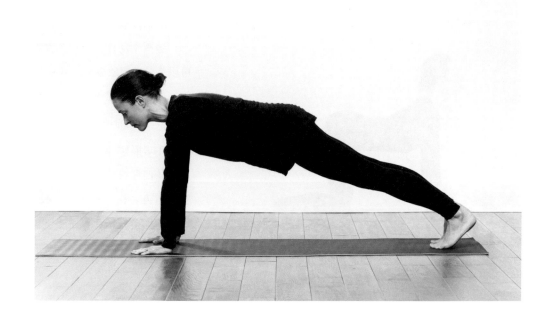

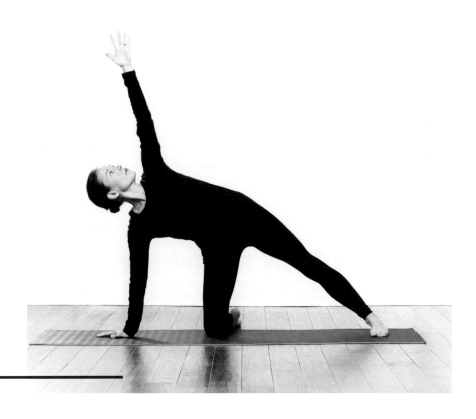

门式

Parighasana

从四肢着地开始，右手向左手靠近，手指向前；同时右脚向外挪一点，就像自行车的脚撑，给身体一个受力点以保持稳定。然后，沿着垫子向后伸直左腿，左脚放平（就像战士二式中脚的姿态）。确保右胯在右膝的正上方，左臂向上伸展，与右臂呈一条直线，让呼吸从身体侧面流淌。

练习注解

有人可能会觉得单手支撑身体对手腕压力太大。如果你有这种情况，可手呈爪状让手指承力，或握手成拳，两者都可减轻压力。

如果你长时间伏案工作或俯身照顾孩子，试试将上抬的手臂置于耳朵之上，手掌向下，与伸直的后腿呈一条直线。吸气时，面向天空上抬胸廓，使之形成彩虹般的弧形，向上膨胀以促使深深的呼吸流经身体侧面。

常见的不顺位

关节过度松弛的学习者经常发现他们的肘关节锁死了，这会让手臂肌肉松懈，从而导致长期的不良反应。如果你出现了这样的情况，微屈手肘，让你的肌肉而不是肘关节承受力量。

永远不要带痛练习 ——
它往往是适得其反的；最
好跳过或改进体式。

侧板式

Vasisthasana

从板式开始，转身，将右手置于靠近身体中线稍稍往前一点的位置，这样当你过渡到以坚硬的右脚外侧承力时，你的右肩，或者那附近，能获得 90 度角的力量支持。将左脚叠放在右脚上，两脚都主动背屈，这会有助于双脚并拢。想象有一条拉链从脚跟到盆底将双腿如缝合一般固定在一起。左臂放在胯部以维持稳定，身体正面朝向侧面墙壁。在你觉得自己准备好之后，满怀能量和感情地将左臂向上伸展，以支持身体侧面的打开。

练习注解

这是个要求身体强健有力的体式，所以不要勉强自己长时间保持这个姿势。你可以随时退回，停在婴儿式或四肢着地的状态中。

常见的不顺位

关节过度松弛的学习者需要练得慢一点，来学会如何运用手臂肌肉。有意识地让关节留有空隙，而非锁住关节阻碍能量流转。在承受重量的时候，需要肌肉的支持，而这种身体上的理解能带你维持体式的形态。

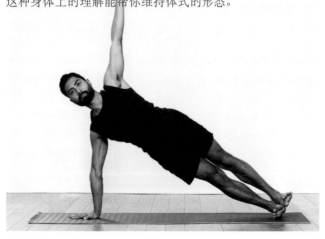

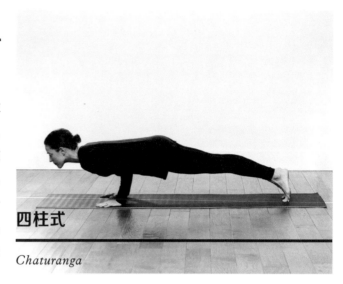

四柱式

Chaturanga

从板式开始，眼睛看向前方地板，以延展颈部。感受脚趾回钩带来的能量，然后将体重前压到指腹上。保持腿部活跃及胸部开阔（如果伸直腿对你来说过于困难，可以膝盖落地）。呼气时，身体降低到手肘高度，肩膀向下包裹后背。停留几个呼吸，感受手肘内扣于腰侧。如果哪个地方让你感觉过于强烈，就跪下来。

练习注解

这是个很有挑战的体式，同时很多学习者常常本能地快速完成。当我们急于完成时，就会失去动作的完整性。有意识地放慢进入体式的过程能让后背和体侧的深层肌肉被动员起来，将负重分散于整个上背部。这可以预防身形下塌。如果体式转换中感觉承受不住，跳过它，或者用以下方式来改进：

1. 从板式开始，呼气时放低膝盖，手肘弯曲于身侧，身体整体向下落地。

2. 从板式开始，膝盖落地，手肘向后弯曲，大腿前侧及腹部滚滑落地。

鹤蝉式

Bakasana

从蹲坐开始，双手与肩同宽放在垫子上。手指大张，食指朝前或略向外。构建你的呼吸。手肘微屈，将膝盖置于上臂外侧，重心前倾放在手和手指上。向身体中心收紧，呼气时让腹部微微内陷，并借助呼吸、腹部内的协调和盆底的上提，使单脚或双脚离地，通过双手来获得平衡。保持目视前方，目光柔和地注视于一点，在平稳而缓慢地呼吸时，保持后背中部上提。如果足够稳定的话，可以尝试绷脚或者使脚向上靠近坐骨。感受你的双手像小吸盘一样，能对重量和平衡的细微转移做出反应。

练习注解

感受自己进入这个体式有个好的方法，先以手撑地，轻轻地晃动身体来感受身体重量，而不必完全进入这个体式。随着呼吸的流动，向前或者向后调整重量。

如果你找到了对这个姿势的感觉，试着蹲在瑜伽砖上，为进入体式做准备，这能给你提供更高的起始高度。

如果你不想摔个脸着地的话，一定要确保眼睛更朝前看一点，因为身体倾向于跟随你的视线摇摆，这是我的个人经验。

把呼吸当成将你摇来晃去的摇篮。我发现这有助于瓦解"这个体式应该如何"的既定认识，也让我不再那么努力地追求完美，这反而使我在这个姿势中更自然和放松。

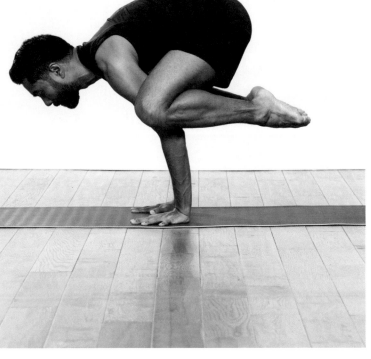

拯救电脑族计划

笔记本电脑（就像现在我用来写作的这个）、平板电脑和手机对我们身体姿态的影响是灾难性的，使我们弯腰驼背，把我们逼到与自然本能相悖的姿势上。解决办法显然是减少使用时间，但现代生活让这变得很难，退而求其次的办法就是拥有一个三件套的"工具箱"来做身体层面的补救，你可以借此预防伤痛。别等到感觉身体僵硬才开始：预防总是好于治疗。

毛巾

拿一条洗澡的毛巾，或者弹力带，双手握住它放在身体前方，两手的距离宽于肩膀，毛巾或弹力带的两端各留一些富余。把它提到高于你的地方，如果需要的话握住最末端，然后做几次深呼吸。前侧肋骨保持柔软，双臂均衡伸展，这样从骨盆向上直到手臂都是平衡且稳定的。要退出这个姿势，先吸气，双臂伸展于头顶正上方，然后呼气，双臂放松放回身体两侧。把辅具放到地上，以山式站立几个呼吸，你就能感受到它对你身体的影响。做几个回合，可以尝试缩短双手之间的距离。

时钟

侧向墙站立，肩膀离墙约 10 厘米。手臂向上伸直放在墙上，然后让手慢慢爬到 10 点钟或 2 点钟的位置，这取决于你练习的是哪一侧。手指张开并伸展中指与无名指。停留几个呼吸后，将手慢慢爬向 9 点钟或 3 点钟，再停留几个呼吸。感受胸腔与手臂打开的感觉。要加深程度，可以以脚为轴，将身体正面转向房间中央。完成一侧后以山式站立，对比左右两侧的感受。然后重复另一侧。

双手

双手手指交扣，用右手大拇指给左手掌心做按摩。以画圈的方式，从拇指根部向上按摩到指关节。松开交扣的双手，继续用大拇指按摩每根手指，从指根到指腹。在另一只手上重复。

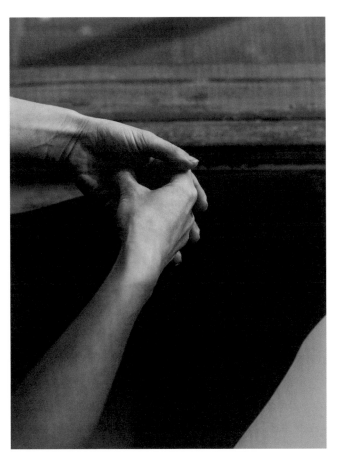

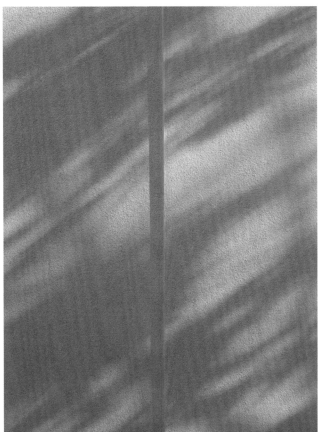

瑜伽与困境

一直让我觉得很可笑的是，一项专注于寻找平和、创造沉静的练习，似乎在公众的想象中，始终是某人把他的脚抬到脑后的样子。

运营工作室的经验告诉我，阻挡大众广泛参与瑜伽的巨大障碍是什么；尤其是在男性和 40 岁以上的人群中，我常听到同样的话："我不擅长瑜伽 —— 我甚至碰不到自己的脚趾。"而我第一个 —— 可能是我最重要的 —— 工作就是，让他们相信自己不可能不擅长瑜伽。结合现实情况，要做到这一点很难，因为瑜伽无疑有很多种，尤其是在英国和美国，瑜伽和有氧运动几乎没什么不同。为了跟上音乐的节奏，学习者们被催着快速移动，大量流汗，不断地挑战极限。像这样教学，瑜伽就会简单地沦为又一种自我提升的途径，或者更现实一点，是那些被逼着去做超越合理期待的体式的人的自我鞭策。这样做不仅危险，就瑜伽最基本的信条而言更是与之违背的。真正的瑜伽完全反对自我竞争，它将谦逊置于所有其他美德之上，且恰好被视作抑制这种自我竞争冲动的完美解药。

在一个高强度竞争的学校环境中经历了多年的芭蕾舞训练之后，我对这一点格外敏感。在那里，我们始终被鞭

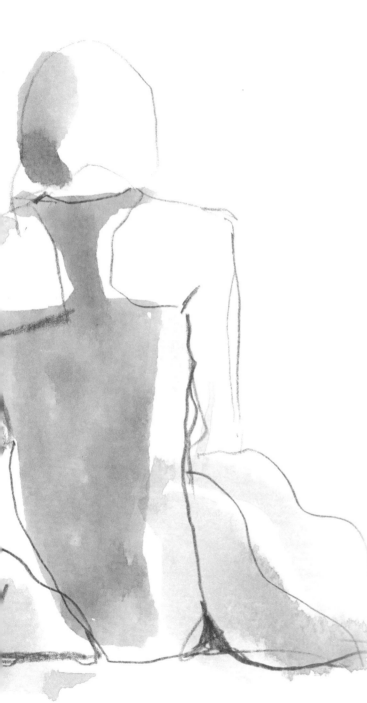

策着向前；对我们肾上腺的伤害如此强烈，以至于时至今日我仍在解决它。

类似我的芭蕾舞学校这样的思想观念似乎与日俱增，成了广大范围内的社会思潮。我们持续地被各种信息轰炸，而这些信息被设计出来似乎就是为了玩弄我们的恐惧，使我们不停地逼迫自己，直至燃烧殆尽。

真正的瑜伽是这种思潮的对立面。在竞争之外，你还有一个空间，在那儿你始终足够好，唯一重要的进步就是通向自我接纳的旅程。一个被真诚感受的婴儿式，可以带给你和其他任何复杂体式同样的成就感。练习的重点不是做了多少体式，而是在练习的时候有多投入。

但这不意味着这是一项鼓励惰性的活动。相反，它鼓励发现，而这也是可持续和可度量的。为此，不要困于同一个体式或序列就十分重要了。要提醒自己今天和昨天不一样。你可以通过挑战学到很多东西，也得接受它并不总是令你舒适。正如我最喜欢的瑜伽老师和朋友波·佛布斯（Bo Forbes）所说，"拥抱你的不舒适"。

几年来，我都觉得幻椅式超乎想象的有挑战性。我一直不确定该如何倾斜我的骨盆，或者看向哪里，以及如何放置我的手臂。这已经到了与自己抗争而非对话的地步了，但我坚持不懈。我坚持的方式，是与自己的身体对话，而忘掉那些我学到的东西。如何在这个体式中感受到更有支撑？这个体式的力量来源于哪里？现在我的颈部舒服吗？通过逆境，我成了自己最好的盟友。我现在带着新的领悟练习幻椅式，甚至可以说是享受。

达到这个状态的秘密当然是平衡。它帮你打开了各种可能性 —— 广阔的前景、深度和知识的新形式 —— 同时要一直记得，你所需要的所有工具已经在你的身心之内了，就像你自己一样。

缓慢地流动——
运动中的体察

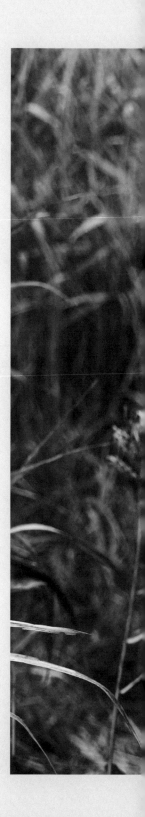

我们生活在一个痴迷于目标和可量化结果的世界中。就像我们被蒙蔽于永无休止的竞争中一样，和其他人竞争，但大多数时候是和我们自己。

现代瑜伽经常受困于此，并被当作健身运动来传授，并当成一种追随虚幻的完美自我的方式。而瑜伽练习的重点正在于这不是锻炼，它是一场关于你是谁 —— 你的本真的仪式。

"细嚼慢咽"运动改变了我们的饮食方式。"慢瑜伽"运动也可以改变我们活动的方式。它也会改变我们的生活方式，引导我们始终能回到当下。因为慢慢地动并不比快速地动容易，其实它更难。它要求更高度的集中力和完全的专注度。

想象你在月亮上练习，在一种零引力的环境下特别缓慢地移动是什么感觉。想象你会如何专注于每件事：有技巧地放置你的脚，注意力集中地微笑，有意识地去拥抱新的可能性和新的生存方式。

不要迟疑，拥抱它。注意你的头脑是如何一开始抗拒这种刻意的审慎从容，却又对其报以认可和尊重的微笑的；再回到你的呼吸，注意它是如何缓慢地引导你的身体进入下一个姿态的。

当你慢慢地动，你不会因此远离什么；你的身体向你展现它本来的样子。而这是你与自我进行真诚对话的基础，是唯一值得你去拥有的。

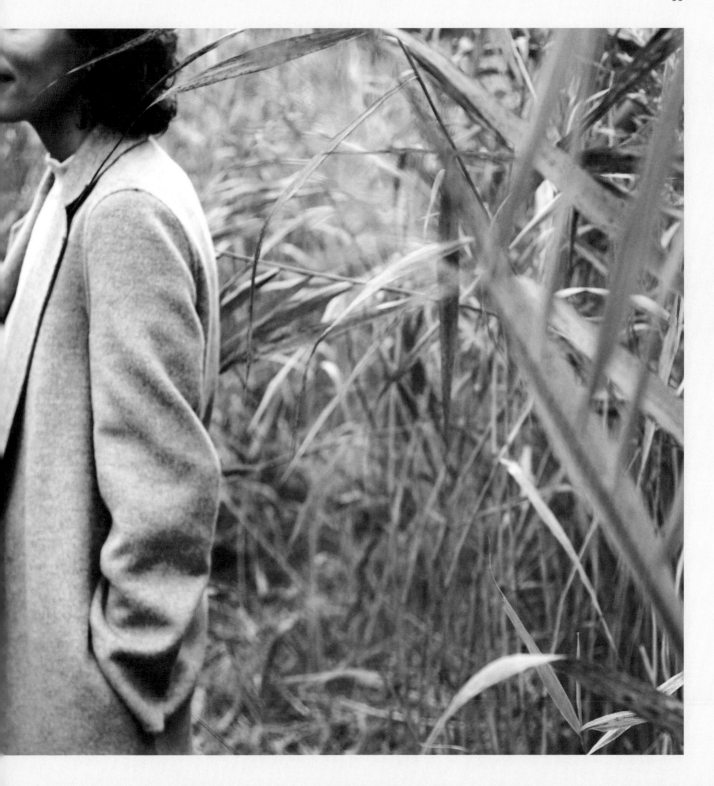

100

开始系列体式 ►

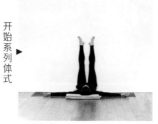

1.倒箭式
保持 10 个呼吸

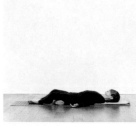

2.仰卧束角式
保持 10 个呼吸

流动系列体式 ►

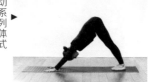

7.下犬式
呼气进入，保持 5 个呼吸

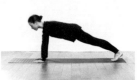

8.板式
吸气进入，保持 5 个呼吸
重复 7~8 的练习 5 次

坐立系列体式 ►

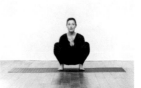

13.花环式
保持 5 个呼吸

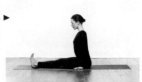

14.手杖式
保持 5 个呼吸

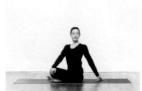

19.简易坐：扭转变体
保持 5 个呼吸
左右两侧都要练习

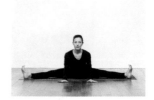

20.坐角式前屈
保持 5 个呼吸

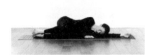

3.胎儿式
保持 5 个呼吸

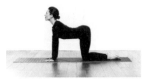

4.牛式
保持 5 个呼吸

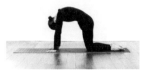

5.猫式
保持 5 个呼吸

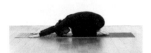

6.婴儿式
保持 10 个呼吸

站立系列体式 ▶

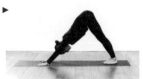

9.下犬式
保持 1 个呼吸

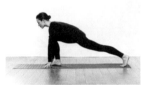

10.低弓步
保持 5 个呼吸

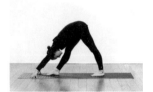

11.金字塔式
保持 5 个呼吸

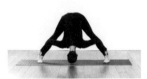

12.双角式
保持 5 个呼吸
另外一侧重复 9~12 的练习

L+R

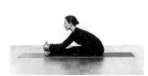

15.坐立前屈折叠式
保持 5 个呼吸

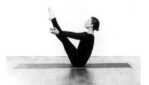

16.船式
保持 5 个呼吸

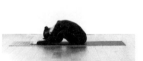

17.钻石式
保持 5 个呼吸

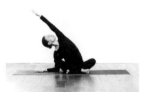

18.简易坐：侧弯变体
保持 5 个呼吸
左右两侧都要练习

L+R

L+R

结束系列体式 ▶

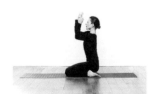

21.英雄式：鹰式手臂变体
保持 5 个呼吸
左右两侧都要练习

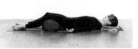

22.仰卧扭转式
保持 5 个呼吸
左右两侧都要练习

23.挺尸式
5 分钟

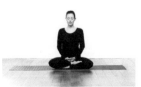

24.坐姿冥想
5 分钟

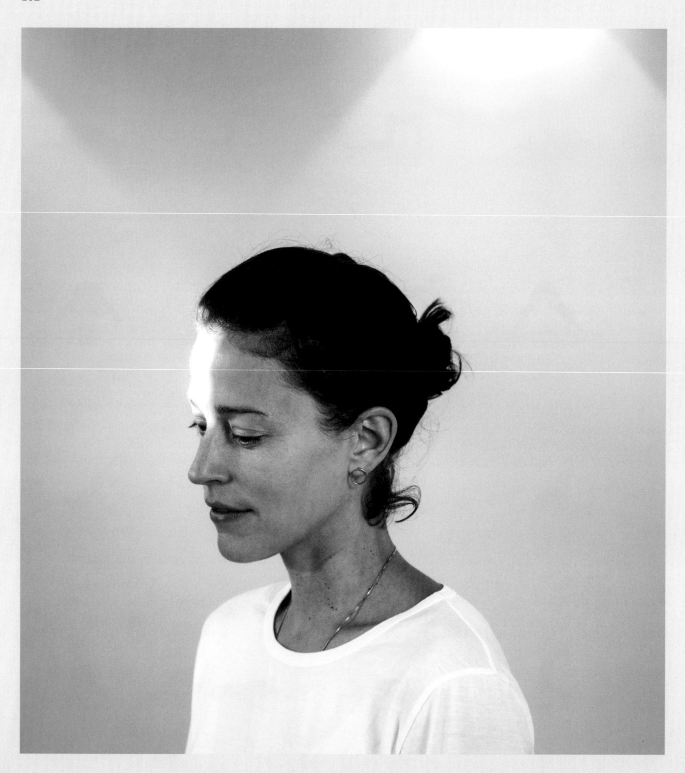

最后的休息

坐姿冥想

　　双腿交叉盘坐，尽可能地让自己感到舒服。你可以在坐骨下方垫一块毯子或者瑜伽砖，以便拉伸脊柱。下巴向内收。牙齿和嘴唇微微分开，下颌放松。双手放松置于膝盖或大腿上，掌心朝上或朝下皆可。开始留意周围的声音，包括屋外的声响。让呼吸深入背景音中，想象自己是一块海绵，被动地接受着周围的一切。不要去寻找，让声音靠近你。你的感知要近乎毫不费力。专注于当下几分钟后，将注意力向内转，聚焦于自己轻微的呼吸声。这是你深入探究自己各个层面的机会，从精神层的警觉，到身体层的感受，再到呼吸层的深度。注意你的呼吸，让总是忙于分析的思虑消解于当下切身的体验中，沐浴在这简单感知的时光里。

体式图书馆:
倒立体式

正如我在本书中所言,瑜伽是完全的自我接纳,但它不是停滞的。这是一趟旅程,有时候会困难重重。倒立就很难,即使你从不尝试倒立也能深入而有意义地练习瑜伽。知道它的存在也很好,这是可以通过努力做到的巅峰体式。它提供了一个让你的头脑低于心脏的机会,用你自己的手来承受重量,并享受一个看待世界的全新视角。

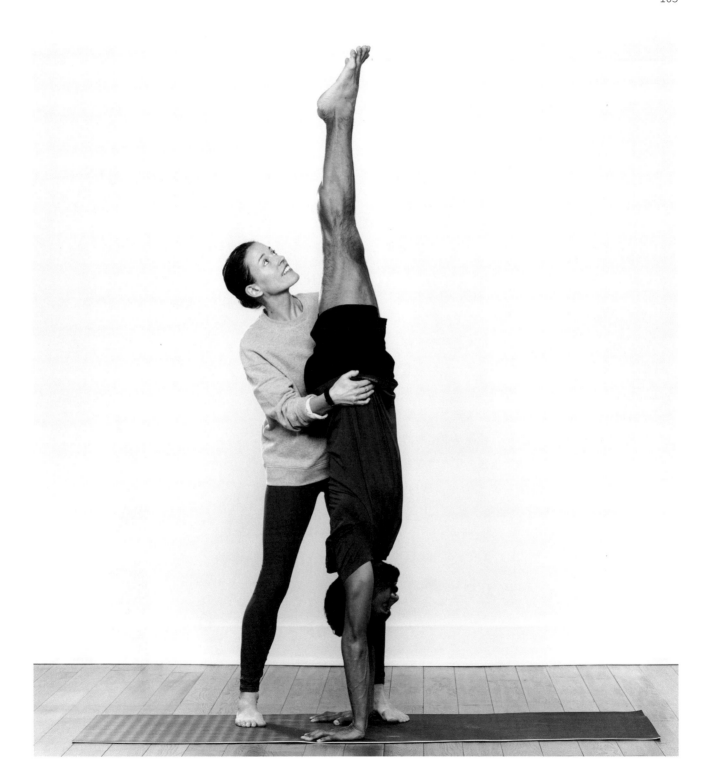

头倒立式

Sirsasana

从跪姿开始，前臂向下放在垫子上。将你的双手放在对侧的手肘处以拓展肩膀，并相应地放好手肘。手肘保持不动，手向前放并交扣手指。将头置于掌心，让头顶得到支撑。保持手指交扣使手腕得到支撑。抱住后背下方的肩膀，以避免过多向下的压力压到头部。继续将肩胛骨下旋到后背，确保压力没有塌陷到手腕上或全都压在颈椎上。如果你的头部处于一个舒适的位置，并感受到了来自肩膀和后背的支撑，就提起膝盖和脚尖向前，使之靠近你的面部，骨盆高于肩膀。

从这里开始，如果可以的话，将大腿拉向腹部，一只一只地提脚离地。这时候你会获得力量，所以不要着急继续下一步。一旦你找到平衡，开始将腿伸直抬过头顶，缓慢而谨慎地行动。千万不要踢腿进入头倒立，上翻的力量过大很不安全，很可能让你摔倒。颈部是很脆弱的，所以如果感觉没把握，就从体式中退出来。用五个呼吸来建立平衡感，目光注视于垫子上固定的一点。呼气时，运用腹部肌肉退出体式，双腿打直下落到垫子上。

练习注解

这个体式最好在房间中央练习，这样你能在过渡动作中运用技巧和力量，而不是倚靠在墙上。借助墙壁练习无疑会容易一些，一旦建立习惯性，就很难打破。如果在房间中央练习对你来说是个巨大的挑战，那就等你在瑜伽工作室遇到经验丰富的老师后再开始尝试头倒立。

自己练习的顺序

练完这个体式之后一定要做一个长时间的婴儿式，让血压恢复正常，颈部放松，呼吸平稳。

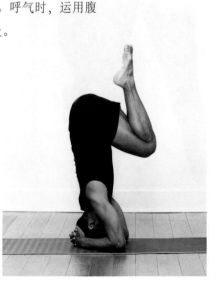
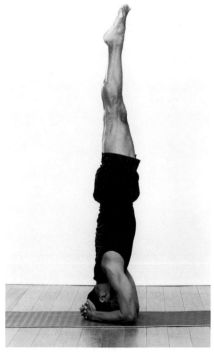

手倒立式

Adho Mukha Vrksasana

从下犬式开始，从背部到手尽力伸展，用手推地以拉伸胳膊。感受手指张开向下用力，同时一只脚稍稍向前靠近双手，并在呼气时另一条腿开始轻轻地蹬地向上抬。做一些准备性的弹跳动作，感受抬高的腿带来的延伸感。如果你觉得不太稳，可以一条腿离地近一些，这样你就知道自己不会翻过去。由于需要完全依靠双手来支撑身体的重量，所以可以靠墙来练习这个体式，直到你更有信心并且明白了倒立过来之后的感觉。

练习注解

如果你刚开始练习手倒立，练习时可以把手放在离墙15厘米处，以帮助你建立踢腿倒立的自信，但不要强迫自己超出肩膀感到舒适的范围。双臂一定要伸直。如果肩膀有任何不舒服，回到婴儿式休息一下。

一旦学会了踢腿向上，能舒服地进入这个体式，能呼吸，能感受到来自上半身的支持了，就可以让一只脚离开墙面试着找平衡。可能你只能双脚离墙几秒钟，但这就是你掌握这个体式的开始。

另一种方法，你可以从脚跟贴墙的下犬式开始。脚跟试着沿墙壁向上，当一条腿或双腿与地面平行时，你的身体呈"L"状。从这里开始，你可以试着让一条腿向上伸直。在你这样做的时候，牵引肋骨稍稍向下一些，感受你的双臂仿佛生机勃勃的翅膀般从后背伸出，帮你牢牢地撑住地面。

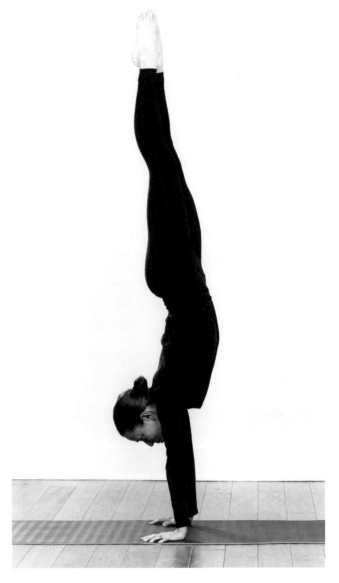

常见的不顺位

在踢一条腿向上的时候，你可能会注意到另一条腿也跟着跃跃欲试般很不稳地跳离了垫子。你应该用一种由呼吸引导的钟摆似的跳跃来作为安全和稳定的动力，在呼气时可控地进入体式。

孔雀起舞式

Pincha Mayurasana

从下犬式开始，将前臂放低在垫子上，保持手肘和双手与肩同宽，手指大张开。确保前臂彼此平行，双手的内侧和外侧都得到了均衡的伸展。放松颈部和下颌，转动身体并感受肩膀通过臂骨的拉伸得到伸展。目光注视于双手间的一点上。准备好之后，在呼气时将胯部向上提，踮脚向前走，离身体越来越近，直至你感受到骨盆的重量向前翻到了肩膀上方，给了你动力以提起一条腿向上到分腿式，或双腿均上抬朝向天花板。保持双腿的活力，脚趾张开，以轻柔的节奏呼吸，目光持续注视于双手之间。在你获得平衡之后，可以试着放松颈部让头部自然下垂，此时视线向后更好。

练习注解

为了在手臂和躯干之间建立整合的感觉，你可以试着从掌心朝上开始，然后再翻转掌心朝下，这样有助于手臂外旋。

充分地将这个体式表达出来是件很有挑战的事，不过有很多很棒的方法可以给予你能量，帮助你朝它努力。要么尝试一次只抬高一条腿，要么在你觉得肩膀稳得住的情况下，借助墙壁来抬高你的腿。

常见的不顺位

在做这个体式的时候，手臂很容易滑动向外分开。有个可以帮你确保正确位置的有用办法是，在双手的大拇指和其他手指间放一块瑜伽砖并用力压住，集中精力向内抱紧胳膊。

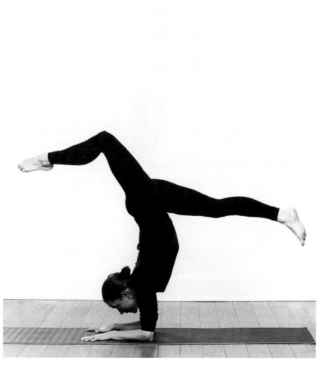
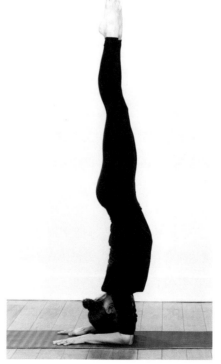

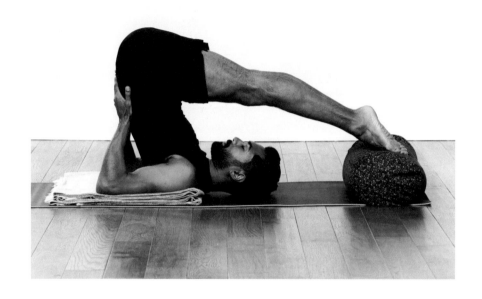

犁式

Halasana

仰卧，并至少有一块叠起来的毯子在你身下，头放在瑜伽垫上，毯子折叠的边缘与肩膀顶端对齐。呼气时，双腿上抬举过头顶，在过渡动作中使肩膀移动到身体的下方。肩胛骨对向抱紧并向背部下滑，这样你的手能放松于脊柱两边，手肘落在垫子上。双腿越过头部，脚尖在引力作用下自然向地面下垂。一旦你进入了这个姿势，肩膀向下蜷缩，滑向后背。在肩胛骨使背部的支撑更牢靠后，脚尖绷直，保持五到十个呼吸后按照进入的方式慢慢地退出体式。

练习注解

将一块毯子或瑜伽砖放到上背部的下方，避免你在躺下来向上翻卷时对颈椎第七节造成过大压力。在进入体式的时候，颈部下方应有空隙，而不是压死的（注意图片中的放置方式）。如果你属于颈部附近会觉得受限或者有压迫感的人，在正确的位置放块毯子对避免挤压过度很重要。确保毯子折叠的边缘与肩膀对齐，而不是在头的下方。

自己练习的顺序

这是个深度前屈的体式，所以要考虑到在做之前，多做一些其他前屈动作来作为准备。你始终可以允许自己省略此体式，而以某个坐立的前屈体式或腿贴墙式来代替。

肩倒立式

Salamba Sarvangasana

躺到一块或两块折叠的毯子上，头部在毯子之外，毯子折叠的边缘与肩端顶端对齐呈一条线。呼气时，双腿上抬举过头顶并向天花板伸展，同时将肩膀移动到身下以获得稳定性。双手放松置于脊柱两侧，手肘落在垫子上，轻轻移动它们直至你找到一个稳定而舒适的位置。如果你的腿已经完全举过了头顶，花点时间让手臂撑得更稳，然后再将腿伸向天花板。你的目标是让双腿与地面垂直，一旦你做到了，肩胛骨向下滑进后背，并向脚的方向拉伸尾骨。

练习注解

注意你的手肘，它们在这个体式当中总是倾向于滑动分开。确保喉咙是放松的，以便你能够自然地吞咽和呼吸。

自己练习的顺序

永远不要强迫自己在压力下去做这个体式，或其他任何倒立体式。如果觉得它超过了你的负荷，可用半肩倒立式来代替，也就是改变腿上抬的角度，不必与地面垂直，并让臀部坐在手上。如果肩倒立式和半肩倒立式都让你觉得不舒服，但你仍然想练习一个倒立体式，就在做桥式时在骨盆顶端的下方放一个抱枕，用它来支持你伸直双腿并向天花板举高。

常见的不顺位

当心下巴内收过度。折叠瑜伽垫或毯子来辅助练习，能给你更多放松喉咙的空间；我总是喜欢通过吞咽来感受喉咙是否压力过大。如果感觉太过强烈，将一个抱枕水平地置于后背旁边，滑动到它的上方后，再将你的腿笔直地上抬到胯部之上。

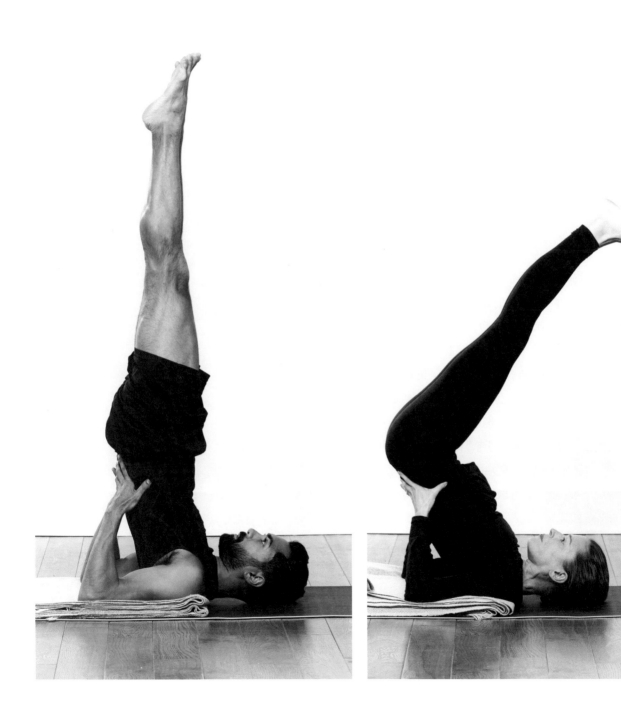

小的体察练习

　　如果坐姿冥想很吸引你，但你又觉得对自己来说跨度过大，那一些小的体察练习或许正是你前进所需。选取一项日常的简单任务：晾晒或整理衣物。在你做这件事的时候，给自己一个"保持在当下"的挑战目标。感受衣服的重量，留心衣服的味道和布料。一件一件地，把衣服挂成一排，并留意它们的形状和带给人的感受。让感知力如同充分张开的触角般接受各种信息。这会重新训练你的头脑，使你能全身心地去体验，让你从"思考"的那一部分退出来而进入"感受"的部分。专注于手头的事务可以让我们从纷杂的念头中解脱出来，让头脑得以休整，而专注于当下。

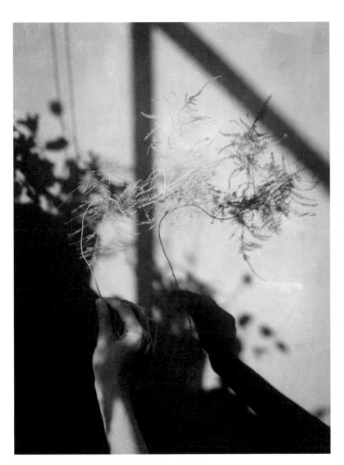
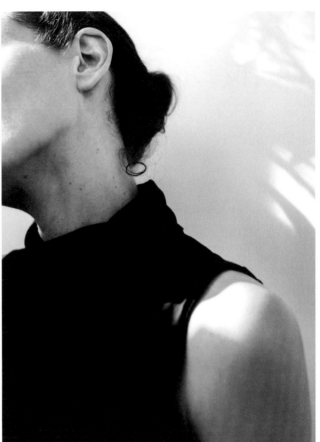

针对焦虑的
扎根练习

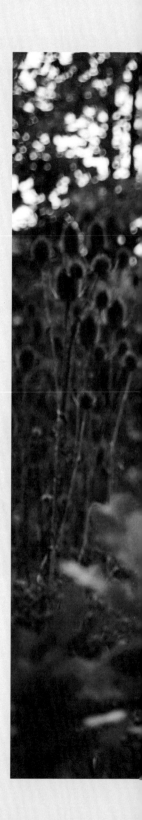

　　在瑜伽中,我们多次提到"扎根以向上"。弯曲向下是为了站得更直。我知道"扎根"听起来不那么让人振奋,但这不是让我们深陷泥沼或困于泥潭之中,而是加强与大地的连接,从而获得可能的绽放。在这个练习中,你需要始终有意识地与大地连接,感受双脚踩在地面上。让自己从"思考"的部分跳出来,进入"感受"的部分。感受你的骨盆与地面的连接,它支撑着你,使你保持挺直。在下犬式中,手掌压实地面,提醒自己你对世界来说很重要。重点是在呼气时释放。抛却所有轻浮、执迷的想法,回到你的身体感受上,回到当下,回到你身处的星球,你脚踩的这片土地。你的生活就在于此时此刻,这些衣服,这间屋子。无论你在哪里,用你所拥有的,并尽你所能地生活于当下。

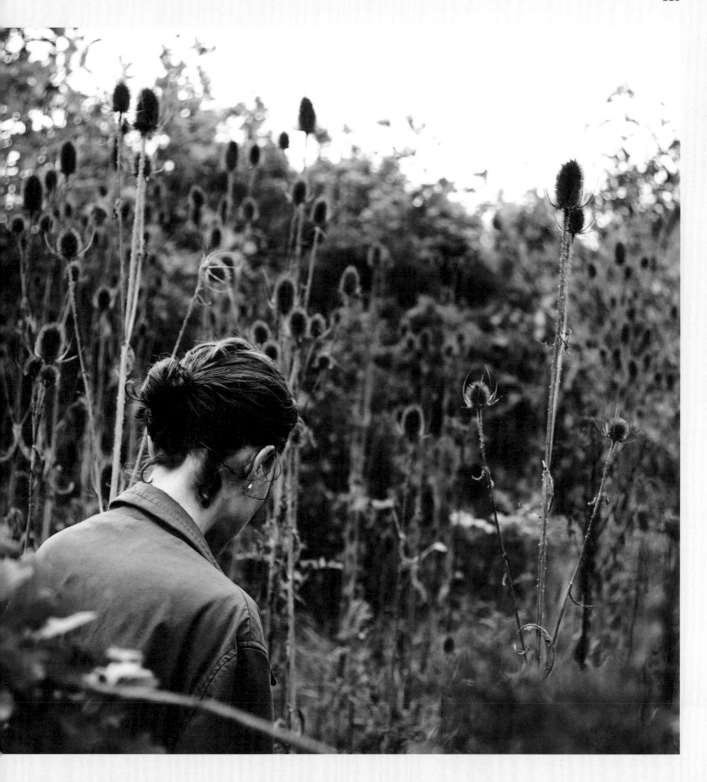

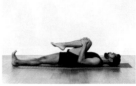

开始系列体式 ▶

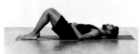

1.建设性的修复体式
保持 5 个呼吸

2.祛风式
保持 5 个呼吸
左右两侧都要练习

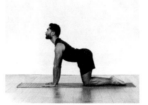

7.牛式
保持 5 个呼吸

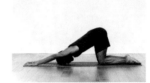

8.小狗伸展式
保持 5 个呼吸

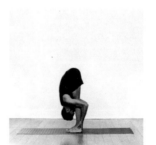

13.站立前屈式
保持 5 个呼吸

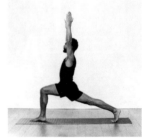

14.新月式
保持 5 个呼吸

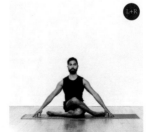

19.牛面式
保持 5 个呼吸
左右两侧都要练习

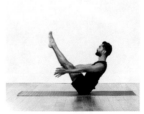

20.船式
保持 5 个呼吸

117

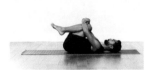
3. 膝碰胸式
保持 5 个呼吸

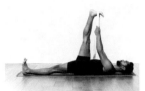
4. 仰卧手抓大脚趾式 A
保持 5 个呼吸
左右两侧都要练习

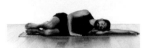
5. 胎儿式
保持 5 个呼吸

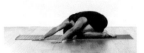
6. 婴儿式：对角拉伸
保持 5 个呼吸
左右两侧都要练习

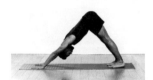
9. 下犬式
保持 5 个呼吸

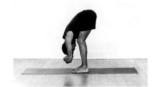
10. 站立前屈式：布偶变体
保持 5 个呼吸

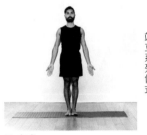
11. 山式
保持 5 个呼吸

站立系列体式 ►

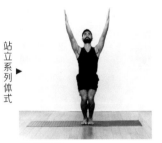
12. 幻椅式
保持 5 个呼吸

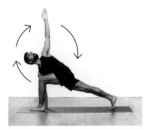
15. 站立扭转式：手臂跟随呼吸画圆
保持 5 个呼吸

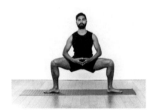
16. 马式
保持 5 个呼吸

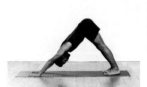
17. 下犬式
保持 5 个呼吸
另外一侧重复 12~17 的练习

坐立系列体式 ►

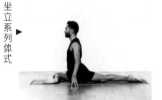
18. 鸽子式
保持 5 个呼吸
左右两侧都要练习

结束系列体式 ►

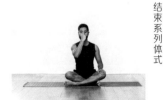
21. 简易坐：鼻孔交替呼吸法（参见 62 页）
保持 2 分钟

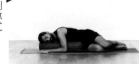
22. 坐立侧面扭转式
保持 2 分钟
左右两侧都要练习

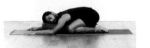
23. 有支撑的婴儿式
保持 5 分钟

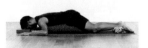
24. 俯卧式
保持 5 分钟

最后的休息

俯卧式

　　将一个抱枕、靠垫或卷起来的毯子放在地面上，趴在上面，让下巴正好在抱枕、靠垫或毯子的边缘，给喉咙留一个空。如果需要的话，在额头下放一些支撑物来承重。可以是一块瑜伽砖，或者眼枕 —— 任何你需要的以及让你觉得舒服的东西。放松地趴在抱枕上，感受置于其上的腹部及胸骨与之接触时的连接与质感。腹部带来的轻柔压力会促使你将呼吸带往后背，为背部下方和其内的重要器官带来活力。对休息着的前额的压力可以激活迷走神经，因为它能刺激耳朵和喉咙一直到肠道而被称为"流浪者"，所以，俯卧式是平静喧嚣头脑的非常棒的体式。

体式图书馆：
后弯体式

5/8

我们生活在一个日益封闭与拥挤的世界，孤立且蜷缩着。后弯体式是这一情形的完美解药。它们是瑜伽中最具解放性的部分，完美捕捉到了瑜伽如何打开身心、创造空间、使人愉悦如沐阳光的精髓。

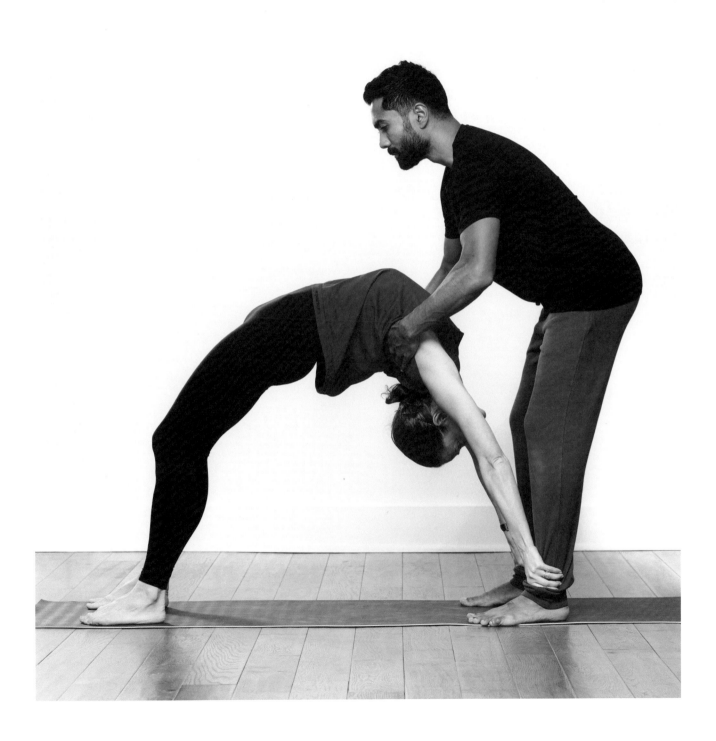

狮身人面式

Salamba Bhujangasana

俯卧，手肘置于肩膀下方，双手在前，手心向下。双脚保持与胯同宽，脚背贴在瑜伽垫上，膝盖朝向地面。微微绷紧臀部肌肉，注意这样做是如何帮助双腿伸得更长的。吸气时，像蛇一样将前胸向上抬起，进入一个有支撑的后弯姿势，同时头顶尽力向上伸展。脊柱像潜望镜那样向前、向上探，肩胛骨滑进后背，以前臂作为身体的支撑点，同时感受胸腔的打开感。通过手臂为心脏提供能量，舒展身体正面，想象自己是骄傲的狮身人面像。

练习注解

如果觉得背部上方和肩膀周围紧张，将左右手肘和前臂间的距离再放宽一点，并稍稍向前滑动，为颈部的伸展多留一点空间。保持双脚与胯同宽并不是很重要，如果双脚分开一点让你更舒服，也是可以的。

常见的不顺位

如果肩膀很紧张，手肘可能会滑动分开。可以在双手的大拇指及食指间放一块瑜伽砖并卡紧。

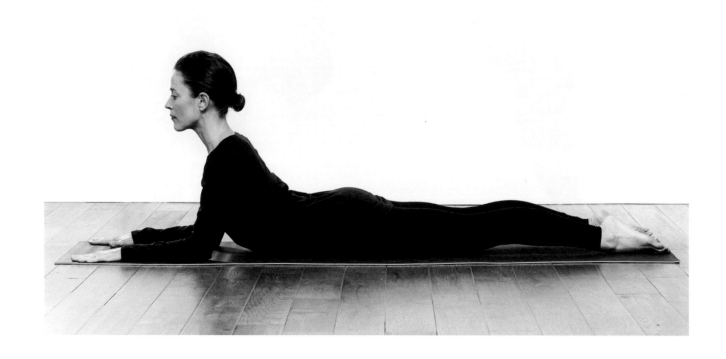

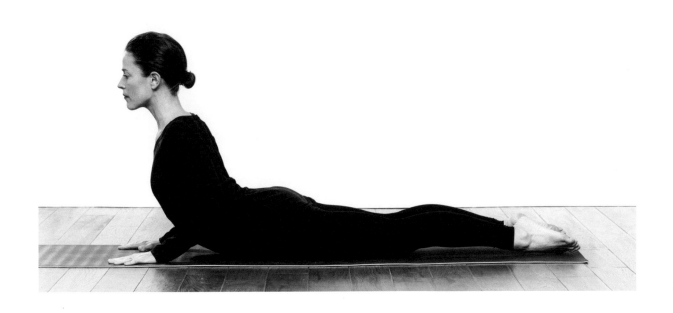

眼镜蛇式

Bhujangasana

俯卧，双手放置于肩膀下，手肘上提朝向天花板。保持双脚分开与胯同宽，脚背贴着瑜伽垫，膝盖朝向地面。轻轻绷紧臀部肌肉。头顶尽力向上伸展，脊柱像潜望镜那样向前向上探，肩胛骨滑进后背。吸气时，脚背和大腿推动脊柱向上离开垫子，注意前侧肋骨如扇子一般呈弧形打开。双手轻轻地推地以便前胸展开，但不必过分用力。

练习注解

这一体式展示了膈肌的活力。留意你的身体是如何在背部肌肉无法提供动力的情况下，随着呼吸而上提、下沉的。

自己练习的顺序

这是一个很好的上犬式的预备体式。即使你已经是经验丰富的学习者，在你为一些更深入的后弯体式做技术微调和肌肉热身的头几个串联动作时，选择眼镜蛇式好过上犬式。

变体

如果在这个姿态下你感觉很舒适，可以试着将双手悬停于半空，以感受来自后背的力量感和支撑感。

上犬式

Urdhva Mukha Svanasana

俯卧，双手置于肩膀之下，用力向下压并展开脊柱，以使大腿与胯部悬停于半空，只有脚背贴地。双手用力下压地面，尾骨下沉、耻骨上提，以此感受身体正面一直到喉咙与面部的拉伸感。大腿保持活跃并上提离地。如果感受过于强烈，身体放松回到眼镜蛇式或狮身人面式。双手积极地用力，肩胛骨滑进后背，以舒张锁骨周围，并注意胸口区域的扩展。视线水平向前，上提耳朵尖，确保颈椎处于开阔状态而未受挤压。通过手臂力量持续推动胸口区域向前探，并想象自己是一朵向阳盛放的鲜花。

过渡动作

从板式或四柱式开始，转动脚趾到脚背贴地，指腹向前压地，以扩展胸口区域。让膝盖落地也是可以的，很多情况下你可能都更愿意如此。如果你想通过腹部来完成过渡动作，就从眼镜蛇式或狮身人面式开始上抬腹部，稳定而专注地向上犬式迈进。

练习注解

这是个强烈而极富活力的姿势，你只能在背部下方不痛的情况下才能练习。

如果你的关节过度松弛，要留意肘关节是否锁死。

要满足这个体式对手臂力量的需求，有个很好的途径是练习板式，至少要保持五个呼吸。一定要慢慢地进入这个体式：记住，重要的是在过程中我们有多专注。

常见的不顺位

手肘锁死或者手腕过度用力会造成头部过度后仰以及肩膀塌陷。注意使用从手肘到头部的肌肉，以确保整个颈部后侧留有足够的长度。在你的脊柱卷起进入体式时，视线向前方及上方移动。

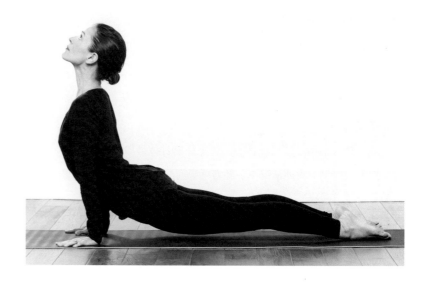

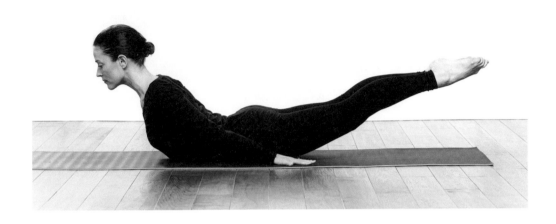

蝗虫式

Salabhasana

俯卧，手臂位于身体两侧，掌心向下。双脚分开与胯同宽，脚背贴地，膝盖向下。在伸展双腿时，你能感受到臀部和大腿后侧肌肉的启动。头部向前向上伸，肩胛骨滑进后背。吸气时，全身上抬离开地面。选取一点专注其上，并呼吸。保持身体伸展，反方向拉伸双腿和头顶，颈部像望远镜一样向前探。开始抬高身体正面更多部位远离地面，享受这种飞翔一般的感觉，随呼吸的节奏冲浪般起伏。通过一个深长的呼气轻轻地使腹部回到地面。

常见的不顺位

如果你的骨盆有扭转的倾向，或有一个很明显的主力侧，试着在练习时放一块瑜伽砖在大腿之间，将你的注意力放在大腿内侧和瑜伽砖的贴合处，寻求两侧拉伸感和能量的均衡。这会使你更稳定，双腿能并力拉伸。别担心在使用瑜伽砖时腿不能抬得很高。

手臂变体

如何放置手及手臂，会改变你在这个体式中对肌肉的运用。如果手掌朝下并下压地面，你使用的是体侧的肌肉，尤其是腋窝下方和肋骨周围的肌肉。

第二种替代方式是掌心朝外。这会给胸腔区域更多空间，使你能更大幅度地弯曲脊柱。最后，如果你将十指交扣于后背，将会牵引肩胛骨下滑，拓宽锁骨区域，所以重点在于胸腔部位的打开。祝你试得开心。

弓式

Dhanurasana

俯卧，向后伸展手臂，双腿弯曲，双手抓住双脚。如果可以的话，用你的中指钩住踝管。(如果你很难够到自己的脚，可以先试着一次抓住一条腿，或在蝗虫式中使用弹力带。) 将额头放在垫子上，肩膀放松，这样你能感受到双脚对抗手的牵拉而反压的力量。呼气时，双手用力压脚，使胸部抬离地面。头不要后仰，让你的注视点轻轻地向前、向上移动以补充体式弯曲的弧度。持续地感受双脚积极反拉双手，在将大腿提离地面的时候，肩膀向后移动。视线随弧度上提，感受面部的打开和头骨区域的开阔感。从头到脚地感受这个体式 —— 一种完全的身体表达。

要一直记得，你有一生的时间来练习，所以当身体告诉你它尚未准备好时，不要勉强自己去做。倾听身体的声音，它拥有你全部的生命智慧。

练习注解

这是一个较激烈的体式，如果你的椎间盘或背部有问题，请以其他体式如桥式或眼镜蛇式来替代。

常见的不顺位

如果你发现膝盖会向外分开，试着在练习时于大腿之间放一块瑜伽砖。就像在蝗虫式中那样，这样做也许会让你做得不那么深入，但有助于改善技巧。

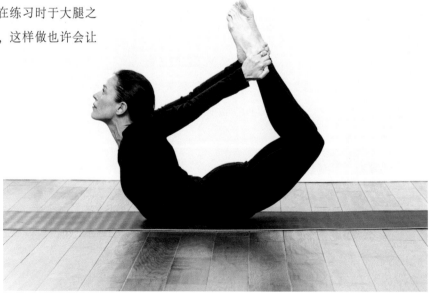

骆驼式

Ustrasana

跪立，膝盖位于胯部下方。脚趾可以踮着也可以绷着。小腿向下压地，大腿向前挺以保持与地面垂直。双手置于后背，指尖朝下，挤压收缩你的髋骨。轻轻地缩紧臀部，但不要过分绷死。肩胛骨下滑进后背，胸口上挺，给腰部更多的空间。将后侧下方的肋骨向上提有助于身体向上挺起并拉伸脊柱的下半段。你也可以向下伸手抓住脚踝，这取决于你的灵活度 —— 必须在下背部没有任何不适的情况下进行。如果手能够到脚，将脚向下压，让头能顺势后仰。想象温暖的阳光照耀在胸口，并享受这个体式带来的舒张的感觉。如果颈部周围感到不适或本身就比较脆弱，就保持手放在后背上的姿势，目视前方，下巴微收。

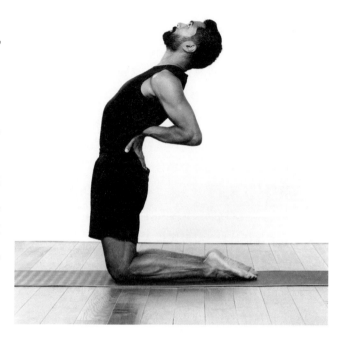

练习注解

这个体式更像一个非常深入的心灵情感开启者，所以在进入这个体式，以及进入和退出的转换过程中，要保持足够的敏感度。如果身体需要休息，即刻停下来。如果感受过于强烈，试着只展示它的 25%；简单地摆出架子对这个体式来说就已足够。桥式也是个不错的替代选择。

常见的不顺位

注意别撅屁股，这会给下背部带来压力。始终记得将呼吸的气息导入下侧椎骨间的空隙，以拉伸脊柱，使其在后弯之前先伸展并获得舒张感。

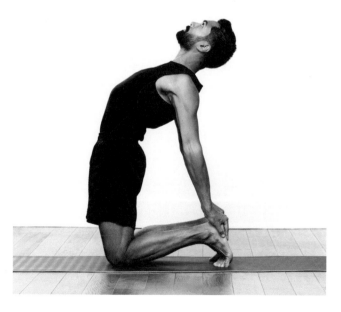

桥式

Setu Bandhasana

仰卧，将手臂放在身体两侧，双脚分开与胯同宽，膝盖弯曲。让脊柱呈现其自然曲度后再开始练习。呼气时，双脚和手臂向下压，从尾端开始抬升脊柱远离地面，尾骨及大腿后侧向膝盖方向拉伸。手臂向下压地，牵引肩胛骨向背中心移动，以制造一个平台来供前胸上抬。将呼吸横向导入肋骨，让胸骨柔软下来，有意识地在下巴与胸部之间留一点空间，这样第七节颈椎的下方也就有了一点空间。眼部和舌部保持放松，让呼吸进入胸腔区域，使其如花瓣渐次绽放一般逐渐打开。

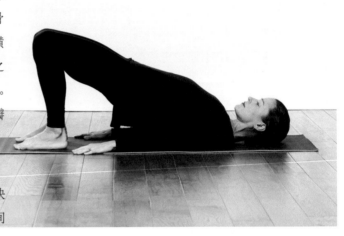

有支撑的桥式变体

如果你想让这个体式变得更悠闲，就在骶骨下放一块瑜伽砖，双手便得到解放以置于体侧。这能使你更长时间地停留在这个体式中。

练习注解

花点时间找到一个让你舒服的双脚与坐骨的间距。如果你很难获得一个稳定的基础，在大腿之间放一块瑜伽砖，可以帮你确保两边的脚和膝盖保持平行，而且也是一个很好的使你在呼气时将注意力投诸盆底的方法。

那些擅长深度后弯的人也需要缓慢而谨慎地进入该体式。对大多数灵活性很好的人来说，进入这个体式的完整形态并不总是最有益的。试着进入体式然后退出 5% 的程度，看看你是否仍能保持这个姿势并饱满地呼吸。

掌心朝上的练习方式能让臂骨在肩窝里做更大的旋转。你可以将手臂从体侧拿开，放到觉得舒服的位置上，向大拇指一侧转动手掌，并想象肺部的能量正影响着手臂的宽度。

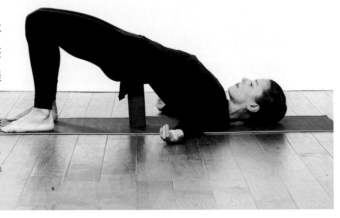

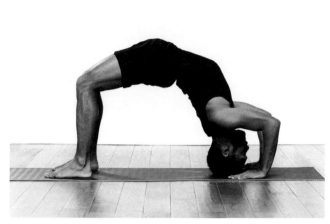
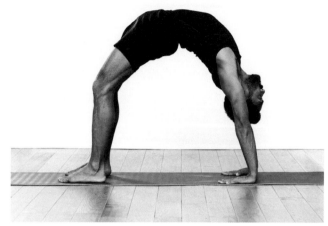

轮式

Urdhva Dhanurasana

仰卧并将双手放在头部两侧，手指朝向前方。双脚落地，分开与胯同宽，并确保膝盖朝向前方且脚跟与臀部离得不太近，给脊柱留出足够的空间以呈现其自然形态。屈肘，使之朝向天花板方向，并在呼气时，双手双脚向下压地，将大腿向前、向上送。像在桥式中那样，从尾端开始抬升脊柱远离地面，尾骨及大腿后侧向膝盖方向拉伸。手臂向下压地，牵引肩胛骨向背中心移动，以制造一个平台来供前胸上抬。吸一口气，然后在呼气的时候双手继续下压，头部上提后轻轻地落在双手之间。确保身体没有给你任何负面反馈后再进行下一步；吸气，然后停顿一下。在你下一次呼气时，平衡双腿和手臂的力量，头部上提，双手下压，伸直手臂，使颈部得以放松。保持与呼吸的联系，那将会提示你何时将身体放下来。

练习注解

对这个体式要做一个整体设定，所以一定要从双脚平行、分开与胯同宽开始，这样能有一个稳定而谨慎的基础。大腿之间放一块瑜伽砖并将其向中间夹，会让你感受到这个体式所需的专注于内在努力的感觉。如果你的脚趾向外滑动了，就后退一步。在练习过程中保持稳定，不要被仓促完成所诱惑。

在双手推地、头部上提的时候，积极地牵引肩胛骨滑进后背。如果觉得这个姿势你撑不住，反向动作退出体式，不要再深入下去。

要从这个体式中退出来，你可能需要将头部朝垫子尾端方向移动，以便安放整个脊柱。

你始终可以改变主意。如果进入体式却觉得承受不住，就小心地退出来。倾听是瑜伽的一种艺术。

低弓步后弯式

Anjaneyasana

向前迈一只脚，将它放在膝盖正下方（如果你需要借助外力，用手引导脚向前）。后膝落地，如果膝盖下方需要垫一下，可将瑜伽垫对折。脚趾朝前且脚与胯部对齐，并确保骨盆获得了足够的空间，且此刻是舒适的。后脚背贴地，在胯部微微下沉的时候，后腿的小腿与脚背向下用力压地，使身体正面向上延展。双臂伸直举过头顶，肩膀略微上抬，以此感受整个身体的拉伸。呼气，手臂随耳朵向后移动，小手指内旋，胸腔打开，胸口上挺以进入后弯姿势。耳朵向上伸展，视线随体式的自然弯曲沿天花板滑动。

低弓步

从弓步开始，后膝落地，把双手放在瑜伽砖或地面上来维持稳定。脚趾朝前，且脚与胯部对齐，在胯部微微下沉的时候，后腿的小腿与脚背向下用力压地。目光注视地板或看向正前方，保持胸部上挺及锁骨舒展。

练习注解

想象胯部是身体的支点，而双腿从中伸出垂下。从骨盆出发，到躯干、手臂，都向上、向外延展，仿佛手臂是向上伸展的枝丫；根有多深，枝丫伸得就有多远。

常见的不顺位

像站在一根拉紧的绳上似的，一只脚在另一只的前面，能帮你把额外的压力放在背部下方；要确保双脚与髋骨呈一条直线，确保胯部及后背的稳定。

自己练习的顺序

对其他的战士式和站立体式来说，低弓步是一个很好的过渡体式。你在做这个体式时可以伸直后腿，这取决于之后的体式是什么。

呼吸的注解

很多人在后弯姿势中习惯屏息。如果你发现自己也这样，就得对你的呼吸情况给予特殊关注，将之当作一种引导你的舒缓节奏，让你在吸气的时候身体稍稍向前回一点，在呼气的时候弯得更深一些。把呼吸当作你进入和保持体式的推动力。正是呼吸将我们的体式变为一种身体的表达，呈现出鲜活的形态。

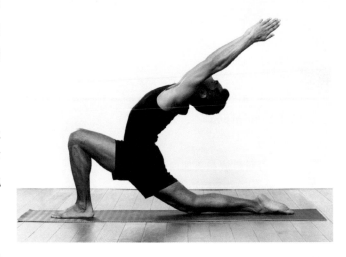

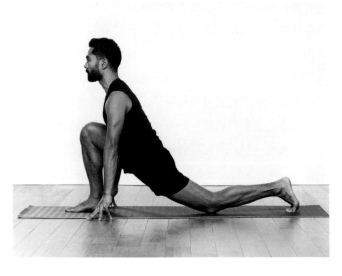

桌子式

Purvottanasana

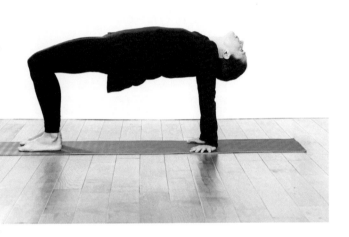

坐下，脚底平放于身前地面，双脚分开与胯同宽，并保持平行。手放在背后，手指朝前，手臂分开与肩同宽。呼气，同时身体抬高远离垫子。用双腿和双脚推动大腿上抬，推动尾骨向前方移动。吸气，同时舒展胸廓，双手推地以上抬胸部。在呼气的时候，视线上提。肩胛骨滑进后背并感受胸部的上抬。如果肩胛骨滑进了后背，你可以试着让头部后仰，以感受颈部的释放，并使喉咙区域打开。

练习注解

放一块瑜伽砖在大腿之间是很有用的，可以帮你激发起大腿内侧、腹部和盆底的肌肉，从而使你获得并维持住来自骨盆的支持，以便在呼气时上提身体进入体式。

常见的不顺位

当你的胯部提到最高位后，试着避免头后仰而导致的胸腔与肩膀塌陷。保持下巴微微内收，这样做能支持颈部，直到你进入体式足够深入了，再仰头向后。

变体

这个变体要在找到适合肩膀与手腕的放置方法后再尝试。有些人可能会更喜欢一些别的放置手的方法，比如手指向外。

面部按摩

瑜伽主要的目的之一，就是要克服身心二元论——这种观念是如此根深蒂固，以至于影响了我们自我认知的方方面面，尤其是我们对待头部和面部的态度。

我们很容易掉入一种思维陷阱中，即认为身心是分离的，以为身体真的只是颈部以下的部位。这种认知的一大缺点是，我们在投入时间谋求身体健康的时候，会忽略颈部以上的一切。这种忽视会带来一定的后果，因为我们的头部，尤其是下巴区域，聚集了大量的紧张情绪，而这些情绪对我们的心情、专注力甚至睡眠都有深远影响。

很显然，找一个理疗师来进行专门的头颈部按摩是很好的释放这些紧张情绪的方法。如果抛开按摩必须由他人来做的想法，其实你可以为自己做很多事情。

从下巴开始。找到一种咬东西的感觉。将几根手指的指腹放在任意一侧咬肌上面，然后肌肉放松，给上下颌齿间留出空间。手指画圈，向下按压肌肉，缓解其紧张程度。接下来，重复用手指将下巴肌肉向下揉。这一方法对晚上睡觉磨牙的人特别有好处。

想象你的眼窝。用手指按摩其边缘，从眉心开始，沿着眼睛周围一直到太阳穴。将手指移动到泪腺正下方的点，然后从眼睛周围画个半圆形回到太阳穴。如果你感冒了，这一方法尤其有益，因为它可以帮助清洁鼻窦。重复几次，然后坐下来感受其所带来的变化。

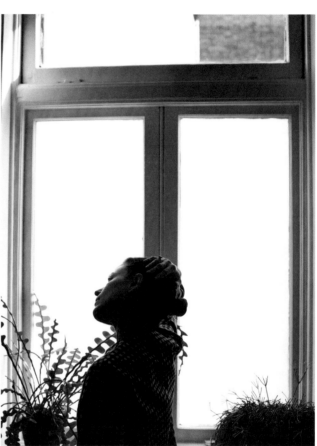

瑜伽与自律

去芭蕾学校接受的是一种很有意思的教育。它是很严肃激烈的，身体上和精神上都是。仅仅只是到那儿就会让你觉得筋疲力尽：整个周末永不停歇地努力排练，这在你还是个孩子时非常困难。

它会让你忘记童趣 —— 你太忙着专注于让自己变得更好、更强、更具技巧了。我一进去，就会花好几个小时在扶手杠上反复重复那些动作，从来不会觉得已经够好了。课后我会花更多的时间训练：游泳、排练曲目以及在跑步机上跑步(字面上及隐喻意义上都是)。

它教我自律 —— 这一点毋庸置疑 —— 回头想想，我很怀疑这不是正确的那种自律。因为它是为了得到外在的认同。每一天我都在埋头努力，希望有一天能有人告诉我，我已经足够好了。而且，尽管我觉得只要通过努力就能掌控自己的命运，但最终这力量仍在他人手中。即便是高层也认同了我部分正确，并最终证明了对剧团来说我是对的，我也仍然继续鞭策自己。然而所有的努力却换来一场空。

在瑜伽中，决定你是否足够好的始终是你自己而无须其他人。没有一个指导者在盯着你，准备着评判你。这显

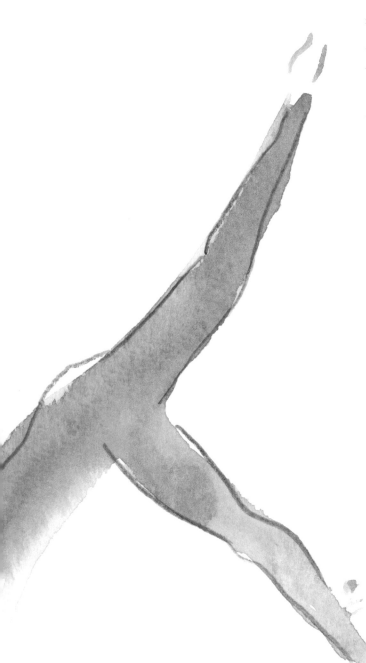

然是一种解放，因为这意味着你可以把练习当成一种自我发现的源泉，而没有那种可怕的挥之不去的对失败的恐惧。但是，这同时也意味着一切都取决于你自己：你必须是动力的来源。如果你操作得当，这也是解放的来源。因为瑜伽所需的是另一种自律，它具有不同的质感，是你选择了它，然后它成了你的一个选项；不再被当作像节食或其他惩罚性锻炼那样的"自我否定"式项目，而变成了一种令人快乐的自我成就的方式，就像制作艺术品或唱歌一样。

这一过程真的会发生在细胞层面。这是有科学依据的。十年前，在神奇的大卫·伊格曼（David Eagleman）的一次演讲中，我第一次听说了神经可塑性——我们可以通过采用新的行为模式，从根本上改变自己。这与我在瑜伽垫上感受到的一切形成了共鸣，无论从我个人角度还是在我的学生身上，都得到了印证。

小改变确实会带来大不同。你要做的就是开始。当然，这不意味着它很简单。特别是冥想，很难；长时间坐在坚硬的地板上，很难；让头脑专注于一点，很难；在喧嚣的背景中保持宁静，很难。这都需要练习。而且它也可能会很枯燥。到达某一刻后，你会发现它突然就不再如此了。在不知不觉中，它变得寻常，甚至必要。

这时候，你将开始体会到这种新的自律的全部效用。它会渗入你的生活。你会发现自己对所做的一切都投入全部的注意力，心怀谦谨，恰到好处，尽你所能地精益求精。与其说是你接受了自律，不如说你在不知不觉中成了自律本身。

晚上睡觉前将瑜伽垫铺开，以便为次日清早的练习做好准备。醒来后开始练习，或在任何你方便的时间。留意它给你的感觉有多好。第二天，重复；第三天，重复。持续如此，直至它成为你完全自发的日常的一部分，成为你的一部分，你没法想象没有它的生活。

直觉 —— 滋养腹部和大脑的瑜伽

世界上的其他人可能终究会意识到肠道健康在我们的整体福祉中所扮演的关键角色，但瑜伽练习者一直都知道我们的第二脑有多重要。肠道拥有比脊髓更多的神经细胞，在理解消化健康与精神健康之间的关联性方面，我们也取得了重大进步。通过呼吸，我们可以将平衡带给神经系统并帮助消化。下面的序列专注于胃部，从身体中心向各个方向运动。在呼吸的时候，想象你在按摩腹部，吸气和呼气都要关注到。

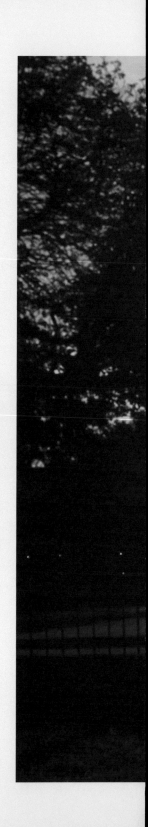

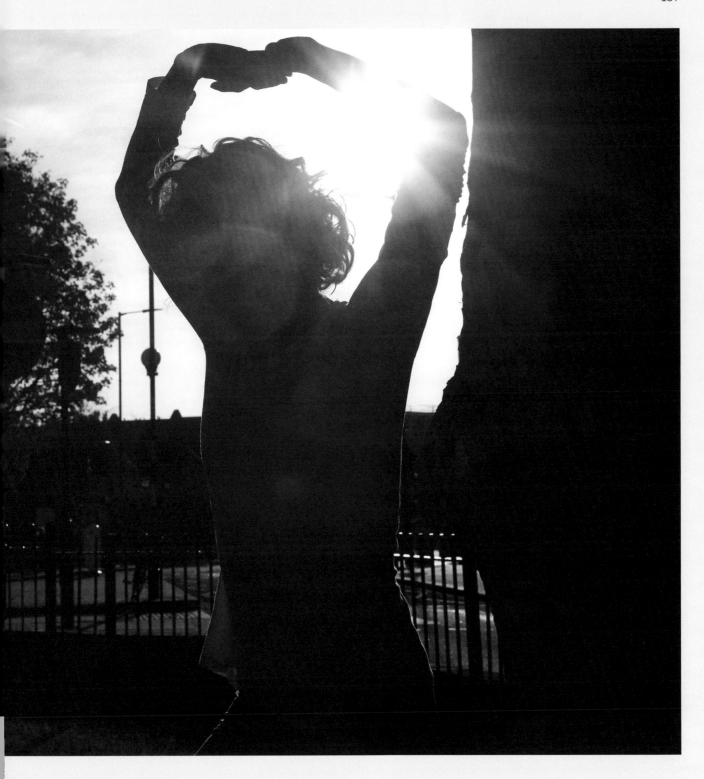

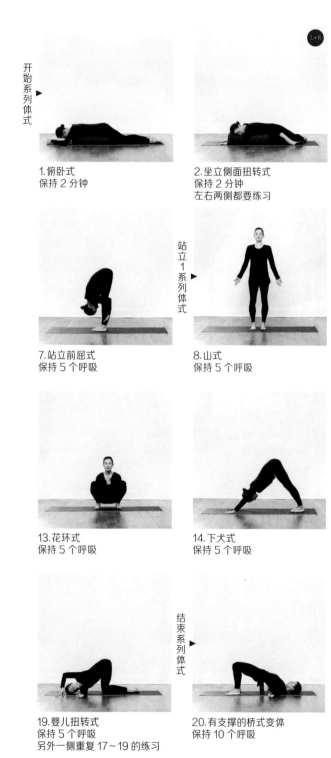

L+R

开始系列体式 ▶

1.俯卧式
保持 2 分钟

2.坐立侧面扭转式
保持 2 分钟
左右两侧都要练习

站立 1 系列体式 ▶

7.站立前屈式
保持 5 个呼吸

8.山式
保持 5 个呼吸

13.花环式
保持 5 个呼吸

14.下犬式
保持 5 个呼吸

结束系列体式 ▶

19.婴儿扭转式
保持 5 个呼吸
另外一侧重复 17~19 的练习

20.有支撑的桥式变体
保持 10 个呼吸

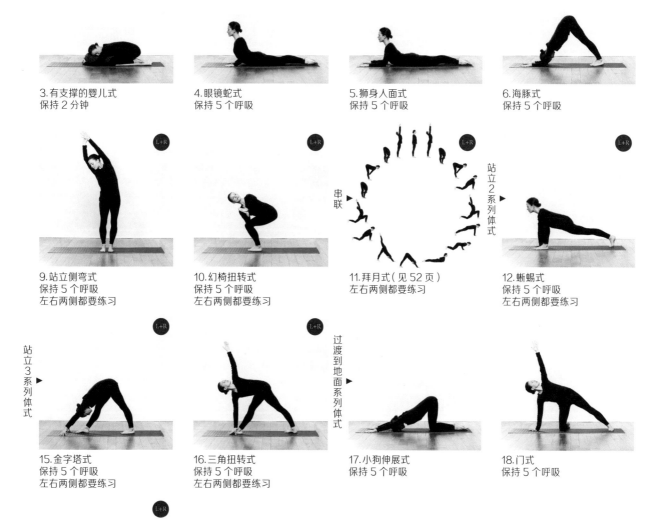

3.有支撑的婴儿式
保持 2 分钟

4.眼镜蛇式
保持 5 个呼吸

5.狮身人面式
保持 5 个呼吸

6.海豚式
保持 5 个呼吸

9.站立侧弯式
保持 5 个呼吸
左右两侧都要练习

10.幻椅扭转式
保持 5 个呼吸
左右两侧都要练习

串联

11.拜月式（见 52 页）
左右两侧都要练习

站立 2 系列体式

12.蜥蜴式
保持 5 个呼吸
左右两侧都要练习

站立 3 系列体式

15.金字塔式
保持 5 个呼吸
左右两侧都要练习

16.三角扭转式
保持 5 个呼吸
左右两侧都要练习

过渡到地面系列体式

17.小狗伸展式
保持 5 个呼吸

18.门式
保持 5 个呼吸

21.雨刷扭转式
保持 5 个呼吸
左右两侧都要练习

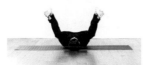

22.快乐婴儿式
保持 5 个呼吸

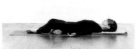

23.仰卧束角式
保持 2 分钟

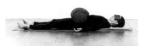

24.负重挺尸式
保持 5~10 分钟

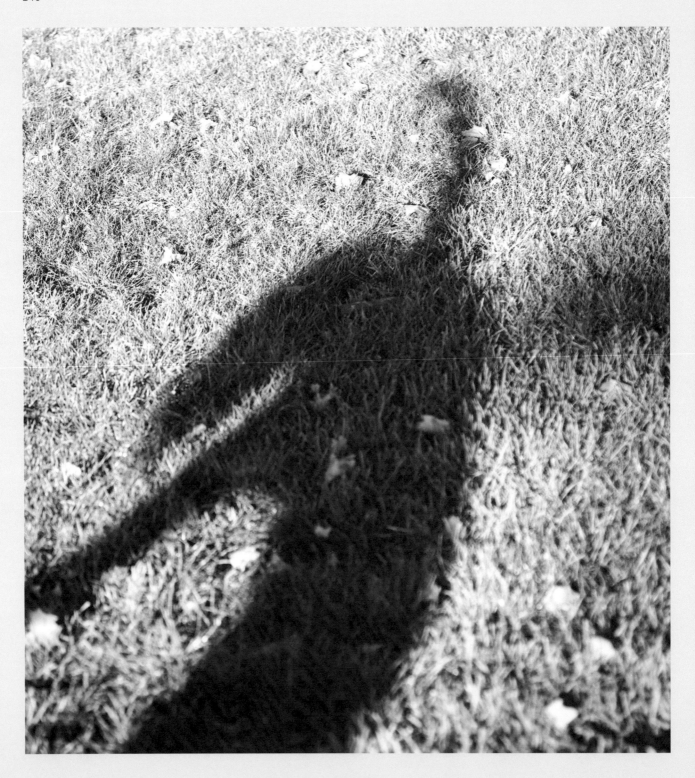

最后的休息

负重挺尸式

　　当我们觉得心情浮躁或焦虑时，没什么比真实的重量更能让我们觉得踏实的了。仰卧，将一块卷起来的毯子、枕头或一个抱枕 —— 如果你有的话 —— 放在臀部和下腹上方。将一个眼枕或一块折叠的绒布放在眼睛上面，好让自己的神经系统从"战斗/逃逸"模式切换到"休息/消化"模式。让身体顺从于重量，将身体的一切牵制或紧张统统放松，头脑放空，完全沉浸于体验当中。

体式图书馆：
坐立体式

6/8

坐立体式极具迷惑性。它们看起来很简单，实际上错综复杂，充满了各种细微差别和可能性。它们给了我们一个难得的机会，让我们安顿下来，安坐于骨盆里，仔细而深思熟虑地调整自己，降低重心，轻松但专注地与大地相连。

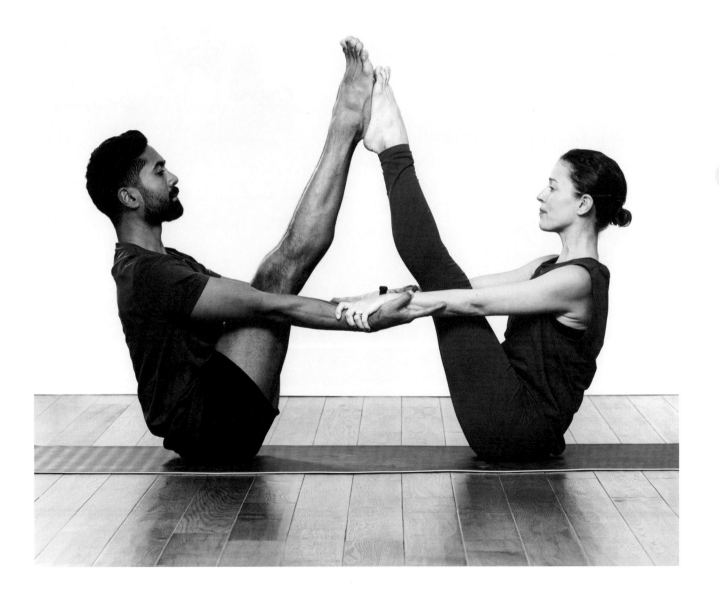

婴儿式

Balasana

　　双膝并拢或分开，向后坐在脚上呈跪立姿势，然后前屈，让身体落在大腿上，额头触地。感受呼吸在腹部深处的膨胀，将注意力带向后侧的肋骨，它们会随着呼吸的循环而舒张、收缩。将头放在地上，手臂置于身体前方，前臂落地，或手臂放在身体两侧，掌心朝上。让自己在这个姿势中感觉被包裹且安全。记住，练习的重点在于释放：放下一切，随引力而下沉。

练习注解

　　这个体式很容易被当作一个被动的放松体式，但对很多人来说，它令人意外地难以做到。如果你的髋屈肌比较紧，放一块瑜伽砖在额头下可以让地面向上靠近你。这样还有另一个好处，能提高释放感和沉向内在的感受。如果你的脚踝比较紧，在脚踝下垫一块卷起来的毯子，可以使足弓得到舒适的释放，让脚更放松。

婴儿式：斜向拉伸

　　如果你正在为侧面拉伸而努力，以下是一个很好的准备。将双手放到身体一侧，第二只手尽力向远处伸展。这样的侧向伸展能让你更深入地将呼吸带入身体侧面，在你伏案工作一周之后，这样的侧面拉伸会很受欢迎。一侧动作保持五个呼吸，然后将手移向另一侧，重复动作。

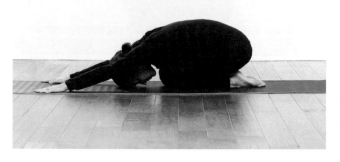

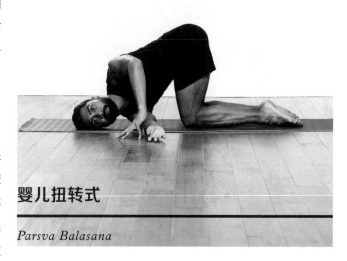

婴儿扭转式

Parsva Balasana

　　四肢着地，双手放在肩膀下方。保持大腿与地面垂直，将右臂从左臂下方穿过来，直到肩膀着地。右臂从肩膀到手背都放在地上，呈一条线并与垫子前缘对齐。转头，让太阳穴着地。小腿和手臂轻轻地下压地面，让你感觉踏实，并开始转动胸廓，让它向手臂方向扭转。保持这个动作五个呼吸。借助呼气加深扭转。退出的时候，左手掌向后推地，按照进入的方法反向松开身体，准备好做另一侧的练习。

练习注解

　　你可以将左手掌平放在地上，但我更喜欢指腹着地，并用手肘轻推身体使体式向左一些，这会在扭转中创造更多的空间来感受肋骨的扩展和舒张。

手杖式

Dandasana

双腿并拢或分开与胯同宽，向内转动大腿骨，让坐骨接触地面，使你的臀部变宽（是的，变宽）。如果有需要，可以坐在一块折叠的毯子或瑜伽砖上，以保持足够强的与坐骨的联系而不必窝在骨盆里。脚向外推，将脚尖拉向面部。坐直，拉伸脊柱。双手置于腿部两侧并向下压，以使胸部上挺。下巴微收，以封住身体正面由脊柱底部上升而来的能量。

练习注解

这是一个很好的体验封闭感的体式。把它当作一个停顿的机会，闭上眼睛感受你的呼吸，在呼气的时候，能量从盆底向上升起。

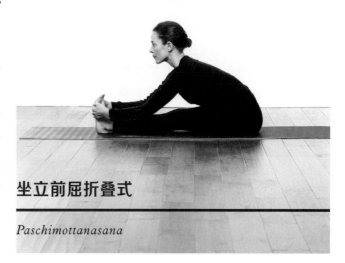

坐立前屈折叠式

Paschimottanasana

双腿并拢，向内转动大腿骨使坐骨与地面相连。如果发现下背部弓起来了，就坐在一块折叠的毯子或瑜伽砖上，以便与耻骨、尾骨和坐骨保持足够强的联系。坐直，拉伸脊柱。脚向外推，将脚尖拉向面部。吸气时，伸展脚跟，然后在呼气时，身体折叠向前，双手往前握住脚外侧，或拉住套在脚前掌上的弹力带。注意力放在呼吸上，留意吸气时使胸部和躯干上部上挺，而呼气时则用心感受前屈的深度。尽可能地拉伸脊柱，一旦感觉自己找到了前屈的深度并已达到，放松头部，保持几个呼吸。体会这样做是如何改变前屈的感觉的。

练习注解

大多数人都需要臀部下有支撑，以及用弹力带来捆绑双脚。在你不得不使用辅具时，注意任何可能产生阻力的情况；接纳辅具的支持不仅有益于身体，也是对自己的一种友善和支持的姿态。如果你在脚周围使用了弹力带，要当心前屈时手肘弯曲和肩膀上提。相反，应鼓励手臂拉伸，放松肩膀并保持胸腔的上提和开阔。

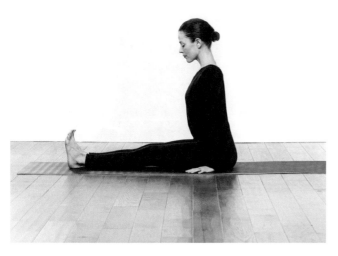

简易坐

Sukhasana

小腿交叉，坐下，双脚在膝盖下方。脚尖跷起（背屈）可以确保大腿骨旋转到髋部的内侧。如果感到膝盖与之有所对抗，脚尖跷得更高些，以便得到更多来自脚部的能量；如果觉得不太对就退出体式。向内转动大腿以联结坐骨，放宽臀部。拉伸脊柱，感受胸腔安放于骨盆的上方。头向上伸，将双手放于大腿上，并注意将呼吸导入身体正面、侧面和背部，你需要360度全方位地感受呼吸充满整个躯干。

练习注解

用瑜伽砖或毯子来帮助你拉伸脊柱。如果你觉得髋部很紧，在大腿下垫一块毯子或瑜伽砖来将力道向下释放。

侧弯变体

在你完成简易坐并调整好呼吸后，将右手放到身体侧面，身体向其倾斜。吸气时，左臂抬高越过头顶，拉伸身体侧面。保持几个呼吸，想象每一次呼吸都在打开左肺的大门。用一次吸气让身体复位，然后在呼气时过渡到另一侧的练习。

扭转变体

在完成简易坐并调整好呼吸后，吸气时，双臂举过头顶。呼气时，左手放在右膝上，而右手放在身后的地面上，向下压地以拉伸脊柱。每一次吸气时，姿态回缩给身体创造更多空间；每一次呼气时，扭转得更深入一些。在至少三次呼吸后，吸气，手臂回伸置于头顶，然后呼气时开始扭转向另一侧。

画圆变体

在完成简易坐并调整好呼吸后，将脊柱想象成在骨盆"碗"里搅动的勺子，从左侧坐骨开始转动并倾斜骨盆，然后向前，再到右侧坐骨，然后向后。让全身都体验到这种转动。如果想让头颈部也加入进来，可以在自发运动中自由地探索。

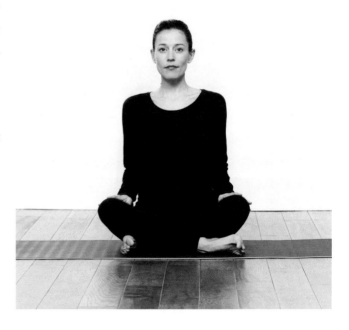

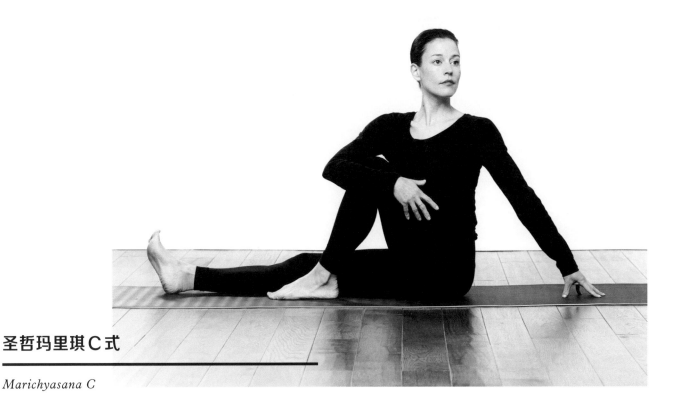

圣哲玛里琪C式

Marichyasana C

一条腿伸直，脚跟向外推而脚尖向上跷起，另一条腿收起，膝盖弯曲朝向天花板方向。脚与胯对齐，让双腿之间留有一些空间（就跟站立体式中一样）。呼气时，身体向屈起的腿倾斜，并用另一侧的手臂环抱这条腿。另一只手在身后向下推地以拉伸躯干。平衡保持头部、胸廓和骨盆在一条垂直的线上。确保自己处在正确的姿态里，然后在这个姿态下呼吸。吸气时，尽量为躯干营造空间；呼气时，从身体中心开始扭转，视线随体式变化移动。

练习注解

在扭转的时候，可能会倾向于将手臂当作扭转的杠杆。此时将呼吸当作首要问题是个好的解决方案，能确保是身体的核心在发力，而不是手臂。

闭上眼睛，以防视线将你引入比原先预想得更深的扭转中。问问自己："现在我的脖子舒服吗？"让身体来决定舒适的停止点在哪里。

鸽子式

Eka Pada Rajakapotasana

从四肢着地或下犬式开始，轻轻移动右膝靠近右手，脚背向着垫子。同时，轻轻移动左腿向后并与胯部保持对齐在一条线上，让身体能够沉向地面。如果需要的话，可以在右侧坐骨下垫一些支撑物（一块卷起来的毯子和抱枕一样好用）。理想情况下，如果胯部安稳下来而没有塌向一边（坐在合你所需的尽可能多的支撑物上），那你能感受到伸长的腿的前侧和右臀前侧是有支撑的。双手用力下压并吸气，使身体向上伸展并向前压。呼气时，前臂放松，腹部落在一个抱枕上或悬垂于地面之上，额头放在一块瑜伽砖上或贴在地上。引导呼吸进入背部并感受地心引力的下拉将你更深入地导入体式当中。

你所做的微调是你的身体在显示它的智慧。为其鼓掌吧。

练习注解

如果膝盖周围比较脆弱，和地面接触不舒服的话，试着将后脚尖钩起再放下，以确保你平衡于膝盖的中心。如果垫了东西还是觉得不舒服，就躺下来练这个体式，放一块瑜伽砖或毯子来支撑头部，并在向内屈腿时，握住脚或者脚踝。

前腿不一定要弯曲到 90 度，这取决于你的身体情况。找一个不会疼痛的角度来尝试练习，并在你需要的位置使用辅具。

自己练习的顺序

想想你为什么要在某个特定的时候练习这个体式。这是地面序列的修复体式吗？还是在迈向更强的站立体式甚至是后弯体式的进阶途中？它在序列当中的位置会指示你需要在这个体式中停留多久——如果位于序列的准备部分就短一些，如果是在结尾部分就长一些。

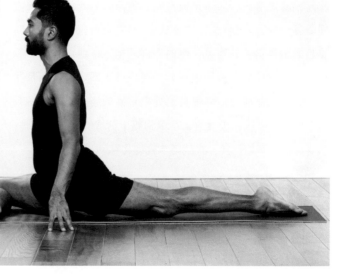

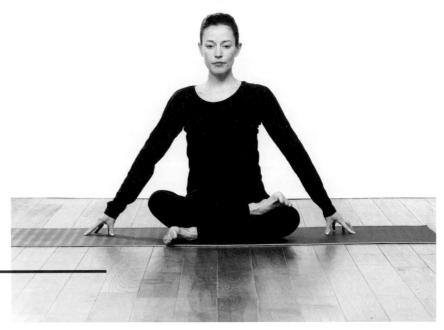

双鸽式

Agnistambhasana

从一个双腿交叉的姿势开始，将右脚放在左膝上方，而右膝置于左脚之上，就像两根木材叠放起来的样子。一只手放在膝盖下以帮助支撑，并感受髋骨内大腿打开的感觉，就像转动钥匙开门那样。如果你发现膝盖处有不舒服的对抗感，那就该退回来重做一个觉得舒服的交叉腿盘坐的姿势。双脚脚尖跷起并且坐直，双手放在身侧。如果放在膝盖上的腿没法放松，可以放一块毯子或靠垫来支撑它。如果背部下方弓起来了，可以找一块辅具坐在其上，这样能保持胯部有必要的打开度又不至于影响脊柱的拉伸。坐好之后，呼气，身体折叠前屈，双手、前臂甚至是头部落于地面，然后让呼吸更深入一点进入肋骨后侧。

常见的不顺位

臀部会感受到很多压力的人，会发现在试图将身体塞进这个体式时，脚踝会塌陷。如果发生这样的情况，就用简单的交叉腿盘坐来替代。

牛面式

Gomukhasana

坐下，大腿彼此包裹，右膝在左膝上方。向相反方向移动双脚并坐直，双手放在脚上并接地。感受与坐骨的强连接，并向上伸展脊柱，体会胸廓安放于骨盆上方的感觉。头部向上伸展，拓宽胸腔。吸气，举起左臂并将手折回后背，先将手放在头骨底部，提醒自己要拉伸此处。右臂内旋，肩膀向前转，手在后背上向上滑。保持胸腔的开阔，双手分别在后背向上、向下移动直至相触，你可以手指扣紧或抓住衣服。

练习注解

很多人会发现这是个很有挑战性的体式，而且和其他坐立体式一样，坐在瑜伽砖或毯子上真的可以帮你拉伸脊柱并在这个姿势中更舒适。

如果你的关节过度松弛，试着慢慢地完成捆绑动作，并注意避免肩关节错位。如果直觉告诉你捆绑动作太复杂或者不舒服，就把手放在脚上坐着。

替代体式

如果你的膝盖有问题并且这个体式让你觉得不舒服，就用穿针式或仰卧的牛面式来替代。躺下来，并且让头下有支撑，然后做同样的姿势（手臂除外）。

还有一个替代法是只做体式的坐立部分，放弃手臂捆绑。

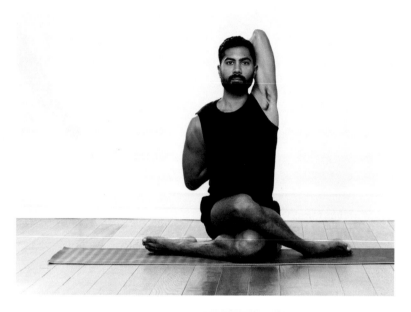

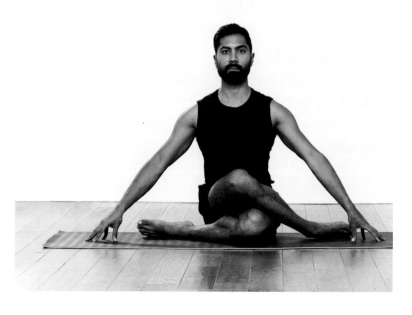

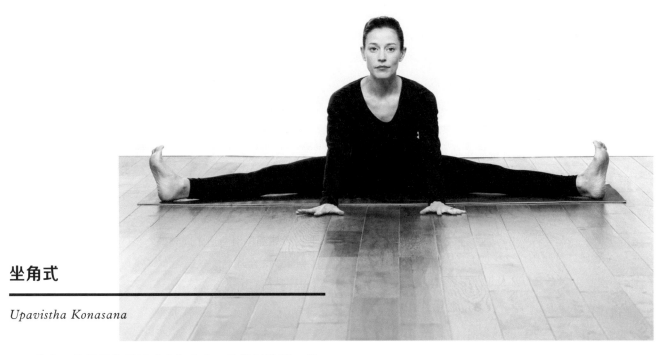

坐角式

Upavistha Konasana

坐在一块折叠的毯子或瑜伽砖上。将腿打开至 V 形，旋转大腿骨向内以坐骨连接地面。坐直，拉伸脊柱，双腿自腿根到脚跟全线打开，大脚趾肚向外蹬，脚尖向面部方向跷起。吸气时坐直，然后在呼气时身体折叠向前，将双手或前臂放到地面或靠垫上。保持双腿活跃，大腿骨向下扎根。

练习注解

许多学习者会发现这个体式几乎做不到。在抵抗很多阻力甚至是不适在练习的人可以试试练一下倒转变体。尽可能靠墙近一些地坐下来，注意不要推墙，然后打开双腿呈 V 形。后背贴地，这样重力就会成为你的助力，体式就容易多了。

头碰膝前屈式

Janu Sirsasana

于手杖式中坐直。左膝弯曲并侧向落地，将脚底放在右大腿根部内侧。在膝盖或大腿下垫点支撑物，以抬高平面来靠近悬空的腿，这会让髋屈肌得以放松。身体转向伸直的右腿。吸气时，拉伸脊柱，然后在呼气时，慢慢地向前伸展直到你可以用手握住右脚。如果需要的话，你可以在脚底缠一根弹力带，或只是简单地将手放在小腿两旁。在下一次吸气时，看向前方的脚，腰部进一步拉伸，并在下一次呼气时更深地折叠身体以进入体式，将头垂向腿部。

练习注解
一旦发现自己在体式中获得了充分的伸展，你就可以在前额下垫一块瑜伽砖以放松颈部的后侧。

自助
有坐骨神经痛和大腿后侧腘绳肌有问题的人可能会发现，你需要在臀部下方腘绳肌的末端放置一块卷起来的毯子，以此止住不舒服的感受。

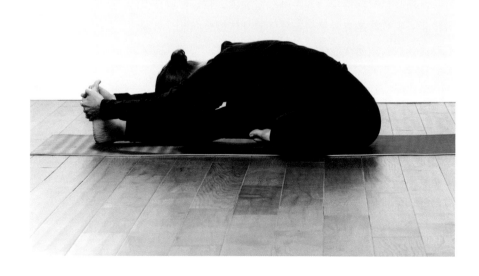

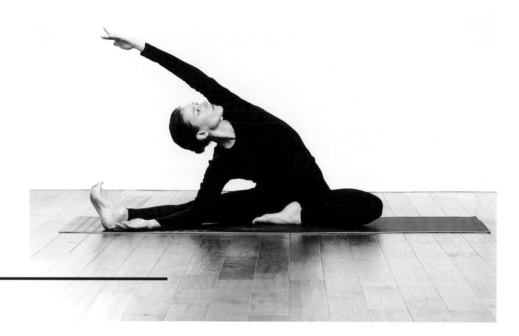

头碰膝扭转式

Parivrtta Janu Sirsasana

坐直，双腿伸直。一条腿弯曲，膝盖向外落于地面，脚放松置于大腿内侧。需要的话可以在膝盖下方垫一些支撑物，如果你的背部下方弓起来了，就坐在一块毯子或瑜伽砖上。在你将身体转向两腿之间时，如有必要可以调整双腿间距，使之呈 90 度。吸气时，拉伸脊柱，然后侧弯，将与伸直的腿同侧的手臂放在腿的内侧，掌心朝上。如果这对你已经是比较强力的侧面拉伸，那就不要继续了。对于想探索更多拉伸空间的人，可以用手去够你的脚，让大拇指滑过足弓前方，小拇指朝上。从后侧肋骨开始，整个胸腔向上扭转，将另一只手臂伸过头顶，向伸直腿的脚外侧伸过去。如果捆绑超过了你的承受力，就将手置于头后侧或侧面肋骨上。体式构建成功后，深深地呼吸，使其进入你身体侧面，并在呼气时继续向上扭转胸腔。保持伸直腿的活跃，脚趾和膝盖朝向正上方，将这条腿当作固定身体的锚。保持身体侧面的开放与舒展。想象肋骨在你吸气时像扇子一样打开。

常见的不顺位

确保你没有把身体的重量都堆给下背部。为了避免这种情况，坐在辅具上；如果你没有处于捆绑动作中，可用手向下推地。

束角式

Baddha Konasana

坐在支撑物上，以使骨盆向前倾斜。膝盖向身体弯曲，将脚踝带向腹股沟，让膝盖彼此远离。保持双脚外缘与地面紧密连接着，让脚底轻轻地像翻书一样翻开远离彼此。感受坐下的稳定，将肩胛骨滑进后背。深呼吸，然后在你感觉舒适的情况下，折叠向前。你的双手可以握着脚或放于大腿上，保证胸部的开阔。

练习注解

在大腿下或座位下垫点支撑物会让这个体式变得舒服 —— 可以是任何支撑物，从折叠的毯子到抱枕，取决于你的需要。

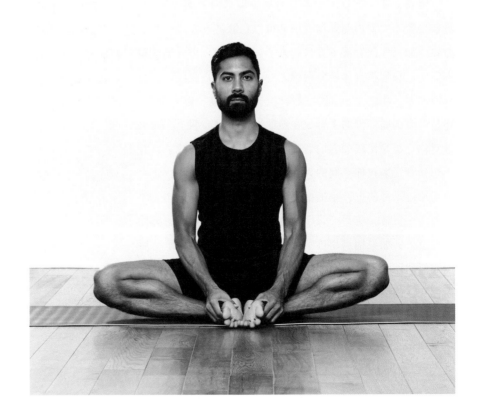

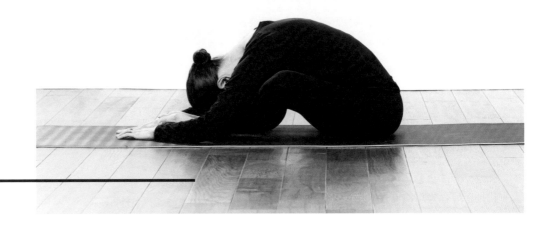

钻石式

Vajrasana

　　从束角式开始，双脚再远离骨盆一点，以此创造出一块宽一点的钻石样的空间。如果发现尾骨卷起来并且下背部不舒服地弓起了，就坐在一个支撑物上。感受吸气时骶骨被牵引向前，而脊柱则自发地上挺。将呼吸拓宽到身体的侧面，视线放在地面靠近身体的某个位置上。目光柔和，呼吸拓宽，平稳聚焦。

折叠变体

　　呼气时，身体折叠向前，将头放在瑜伽砖或自己的脚上，或简单地置于它们之间。深呼吸，让气息进入你的背部，仿佛将呼吸带入你的壳，你专属的觉知容器，你心脏的后侧。

和呼吸一起迎接舒展。如果你的呼吸突然变得很浅，可能是舒展得太远了；如果你面目扭曲，可能是太用力了。练习的目的是要得到同等分量的努力与舒适。

英雄式

Virasana

从跪姿开始，双脚分开到你能舒适地坐于其间的程度。将小腿肚稍稍往侧面转一点，然后坐在你双脚间叠起来的毯子、瑜伽砖、抱枕，或任何你需要的东西上，以便膝盖没有任何对抗的感受。理想的情况是前脚掌放松，而每根脚趾都贴在垫子上。花点时间来确保自己是平衡的，正好坐于坐骨中心。不要往尾骨下蜷缩，拉平了脊柱。脊柱从骨盆中伸展出来，保持其整体的自然弧度。

练习注解

这是个适合冥想的可爱体式。当我觉得思绪发散时，这是我的首选体式之一。大腿的内旋和双膝的接触，帮我感受到身体内强烈的铅垂线和中心感，无论周围发生了什么。

这是个强劲的大腿内旋的姿势，如果没有在合适高度上获得支撑，你可能会将不必要的压力放在膝盖上，所以在设置时要格外谨慎。

鹰式手臂变体

先做好英雄式。用呼吸带领手臂向前，一条手臂从下方缠裹另一条手臂的上臂，然后双手放在肩膀上。如果你发现有更多的移动空间，就把手臂再缠一次，使得掌心相对，大拇指朝向面部。吸气时，双臂互推并远离身体，上背部微微拱起。呼气时，牵引手肘向下，并使肩膀放松下落，伸展颈部。

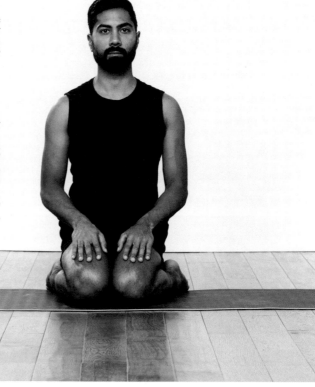

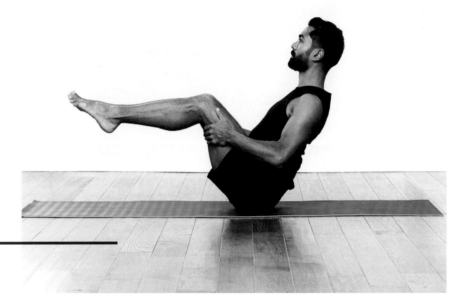

脸朝上背部伸展式

Urdhva Mukha Paschimottanasana

　　双腿并拢，大腿骨内转让坐骨连接地面。膝盖弯曲，使双手能揽住双腿，拉起腿或脚跟（或在舒适范围内尽可能靠近脚跟），抱紧大腿尽可能地使之靠近身体，同时保持大腿并拢。坐直，拉伸脊柱，在将脚提离地面的时候通过坐骨获得平衡。呼气时，双腿向上伸展，胸部保持上挺。如果你感到失去了平衡，再一次弯曲膝盖，并在吸气时头顶继续向上伸展。待获得平衡后，注意不要屏息。从头顶到脚尖，全身心地感受这个体式。脚趾张开，使其富有表现力和活力。

练习注解

　　弯曲膝盖并保持脊柱的伸展，是练习这个姿势的完美方法 —— 即使你从来没把腿伸直过，也完全没关系。这个体式要求一定的均衡性和灵活性，所以别怕去微调它来适应你的身体。

船式

Navasana

从一个坐姿开始，使身体平衡于坐骨上，并从臀部到头骨底部全线拉伸脊柱。足弓部往外压，绷脚以保持双腿轻盈的感觉。膝盖弯曲，将手放于腿后侧。在将腿拉近身体的时候，试着将一只脚抬离垫子，或双脚一起。坐直，胸部上挺并保持开阔，在双脚抬离地面后通过坐骨保持平衡。与呼吸保持紧密的联系，注意它如何在呼气时使腹部轻微上提。做一轮完整的呼吸，并在下一次呼气时，将调整深入到骨盆，把它想象成一部带着下腹部的皮肤一起上升的电梯。在你平衡的时候，保持脊柱上提和胸部的开阔，将手臂向前方伸展。注视点轻微上移，头部后方微微向后倾斜，拉伸颈部，舒扩胸腔和心脏区域。不要觉得在进入体式后要保持一成不变。在这个姿势上做五个深呼吸，想象你正浮于水面，并留意这如何帮你使颈部、下巴和眼睛放松柔和。

练习注解

无论你是初学还是已练习很久，都可能不太确定如何在体式中使用核心肌群的力量来支持。千万别将肚子内吸，这会抑制呼吸和核心肌群重要的弹性。要促使身体中心更深处发动起来，你可以用大腿夹紧一块瑜伽砖，感受这种向内、向上的拥紧如何给了你更稳定的感觉。吸气时，夹紧的大腿可以放松一点。呼气时，注意盆底上提，因为它会使膈肌向上移动，让你能强烈地感受到身体中心的力量。

自拥变体

按你的想法来做一个船式，但不是通过坐骨来获得平衡，而是让双脚落到地上，双臂环住小腿，将头放低到膝盖上。深入呼吸到后侧的肋骨，让你自己沉入呼吸的温暖中。注意这个充满温暖与关爱的姿势是如何将能量导向内在的。

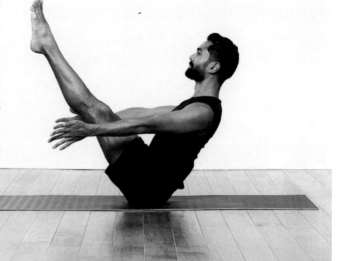

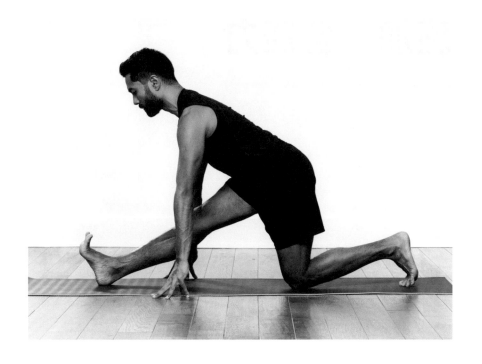

半神猴式

Hanumanasana

从弓步开始，后侧膝盖落于地上，脚趾回钩踩地，大腿与地面垂直。上身略微后仰以让前腿伸直，脚跟向前滑，而脚尖向上跷起。双手可以放在地上，如果大腿后侧的腘绳肌比较紧，也可以把手放在置于胯部两旁的瑜伽砖上。如果你摆好了姿势并能舒适地呼吸，就慢慢向前移动双手，继续拉伸脊柱，使腰部得以伸展。深呼吸，同时扩展胸腔并将上身俯向伸直的腿。努力将伸直腿向后牵引，并保持胯部的水平。这会是一个强度较高的体式，我喜欢想象腿的后侧有个鼻孔，我可以通过它来呼吸，从而软化因拉伸而带来的边缘僵硬。

施加一些压力

我们的生理设计与当前生活方式之间的分歧，会给身体的某些特定部位造成特殊的负担。弯腰驼背地工作、长时间盯着屏幕以及不良的呼吸，对我们的上斜方肌有着超出想象的要求。在远古时代，我们总处于行走和蹲坐的姿态中，现在却一整天地坐着，这会在胯部积累紧张感。更不好的是，现代的鞋子对我们的脚来说非常糟糕。还好，通过一些最简单的东西就能很容易地接触到所有这些问题点：不起眼的网球，我们如果用心地使用，就能触到我们皮肤下的筋膜 —— 覆盖着我们身体的肌肉并保持其张力的结缔组织。

上背部

躺在一块坚硬的平面上，或向后靠在墙上。把网球放在肩胛骨内侧并靠在其上。不要过于念念不忘地找到一个明确的紧张点，而是把它放在你觉得还好的位置，然后让身体去感受。和以往一样，呼吸是关键。吸气时，将手臂抬过肩膀并轻轻地围着它画圈，通过与网球对抗来按摩。呼气时，有意识地分开牙齿来放松下巴。如果这有用，再

通过嘴来呼吸，发出"哇哦"的声音。在每一侧都花上几分钟，中间停顿一会儿。

胯部

躺在一块坚硬的平面上，膝盖弯曲，双脚放平。将右脚踝放在左大腿上，形成类似数字 4 的形状，然后把网球放在右边屁股的下面。非常轻柔地左右摇摆。你要释放体内的紧张感，所以，跟随身体的其他部位给你的信号，那可能意味着你要将手臂举过头顶，或左右摇晃你的头。和前面一样，留意你的呼吸，并在每一侧都花上几分钟。

脚

如果你需要某种支撑来帮助平衡，就站在墙边。在脚下放一个球，并将其沿着脚底的内侧缝隙上下滚动，将能量和感受力投诸内侧足弓。慢下来，花一点时间按压脚心。将身体的重量加诸其上，但记得这要为脚带来愉悦、温暖而富有生气的感觉，而不是使之挫伤。接下来，让球从脚跟全程移动到每一根脚趾。始终将你的呼吸作为调整和释放的途径。站着观察和感受刚刚按摩过的脚，花点时间去感受和体察任何变化，再重复另一只脚。

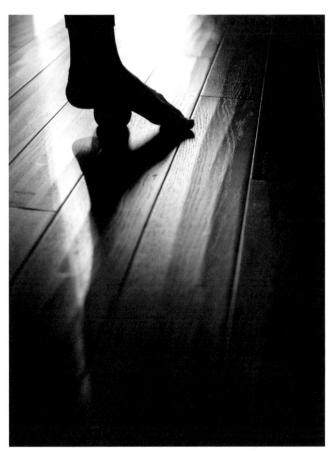

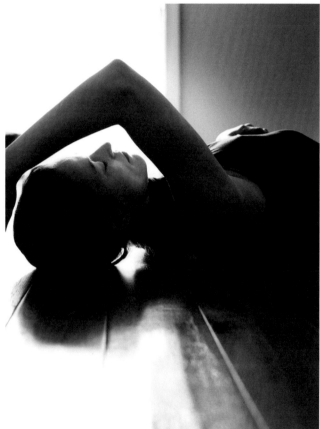

瑜伽与痛苦

真的？我能听见你在想什么。你一直在谈论自我关爱与自我慈悲，谈论不要太过深入，不要勉强，不要努力挣扎去进入高阶体式，现在却开始要谈论痛苦了？

难道这本书所有内容的全部重点 —— 克服压力和疲劳，安抚我们内在的批评家、睡得更好、强化和调节我们的身体 —— 不都是关于避免痛苦吗？

答案当然是肯定的，同时也不全对。我们很容易陷入一种想法中，即我们都应该快乐，一直快乐。如果不是这样的话，某种程度上我们就是失败的。这种避免痛苦的压力成了引发痛苦的根源，而这是很荒谬的，尤其对经典瑜伽而言，所强调的是绝对的接纳，接纳包括痛苦在内的一切。因为生命是很复杂的，变化无穷。几分钟内我们就能体验到情绪和感受的剧烈波动，这完全是人类无法逃避的现实，而不是我们应该拒绝或以为可以克服的东西。

　　拥抱复杂性和全方位的人类体验，对瑜伽来说非常重要，从你生活的方式一直到你铺开瑜伽垫的方式。人们在练习的时候很容易执迷于创造完美条件 —— 点亮蜡烛，点燃精油，调暗灯光，调好温度。你发现你为创造一个能让各感官都平静下来的环境而忧心忡忡。我只需要想想一直以来我在练习间里获得的感受 —— 闪烁的蜡烛、薰衣草和柑橘甜美的香气、旁边放着美丽的真丝眼袋和花饰抱枕的完美摊开的垫子 —— 然后工作室外汽车喇叭声响起，我的学生们到了。

　　期待我们能控制所有事是徒劳的，而这始终是这种徒劳的完美例证，实际上我们需要的不是否认复杂性的存在，而是适应它。在我们遇到生活的重大痛点时 —— 悲痛的时候，对抗疾病的时候，遭受产后创伤的时候或失恋的时候 —— 我们要记得，这正是该到瑜伽垫上来的时候。不是因为瑜伽能保证幸福，甚或提供必要的逃避，而是因为它那充满启发性的原则 —— 最深度的接纳和毫不动摇的不批判态度 —— 正好是这些情形下所需要的（尤其因为我们往往不知道如何应对这些创伤时刻）。通常情况下，最好的做法是只简单地体验，不带评判地见证你的想法，保持在当下并适应你的情绪，接受它们原本的样子。我发现瑜伽是这样做的最可靠的办法。而且它似乎总在提醒我，这种存在状态不是持续不变的。练习是一个循环：它提醒我，没有什么是恒定的。痛苦是生命的一部分，但它也一如既往地总会结束。

寻求平衡的瑜伽——找到清晰感与简单感

　　我们常常陷于某种想象中，以为练瑜伽应日日打卡，必须要去工作室上一个 90 分钟的课程。其实一个短小的自我练习就足以彻底改变一天的品质，帮助我们在状态不好的时候找到平衡，在一团糟的时候找到清晰感。这个序列完全是关于同步性、简单感和可用性的：它很好记，构建已重复的主题；如果你只有短时间练习一下的话，它也能在 10 分钟内完成。在这个序列中，脚跟就是你的锚，一个能让你找到平衡并看清事物本来面目的压舱物。

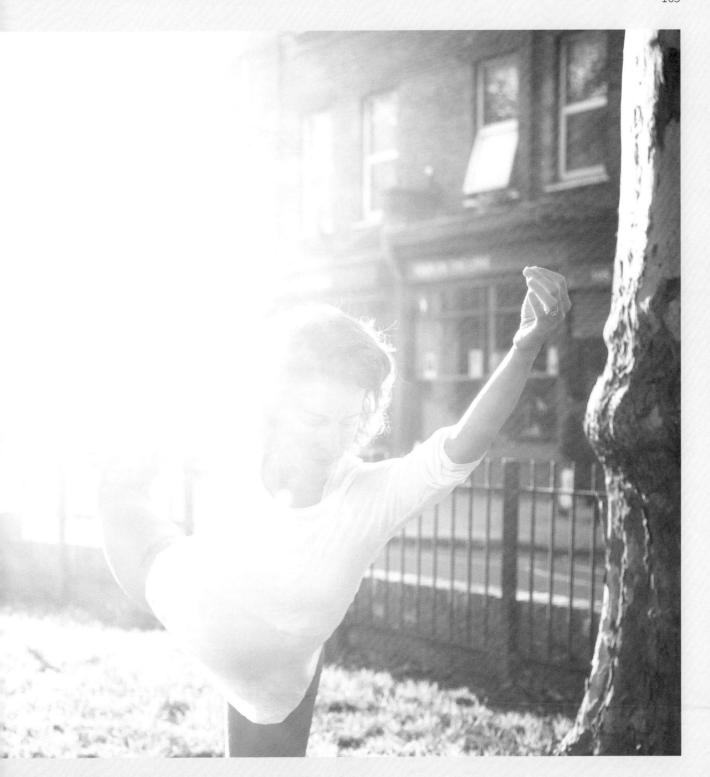

166

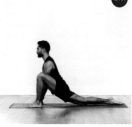

开始系列体式 ▶

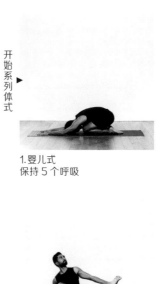

1.婴儿式
保持 5 个呼吸

2.蜥蜴式
保持 5 个呼吸
左右两侧都要练习

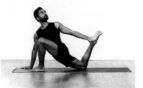

7.蜥蜴式：捆绑变体
保持 5 个呼吸

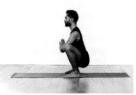

8.花环式
保持 5 个呼吸

平衡系列体式 ▶

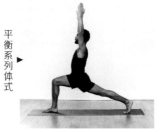

13.新月式
保持 5 个呼吸

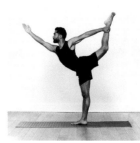

14.舞王式
保持 5 个呼吸

结束系列体式 ▶

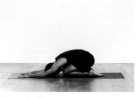

19.婴儿式
保持 5 个呼吸

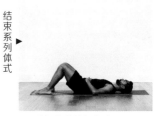

20.建设性的修复体式
保持 5 个呼吸

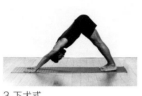

3.下犬式
保持 5 个呼吸

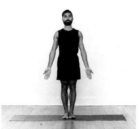

4.山式
保持 5 个呼吸

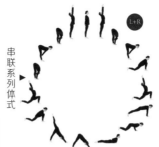

串联系列体式 ▶

站立 1 系列体式 ▶

5.拜月式
（见 52 页）
左右两侧都要练习

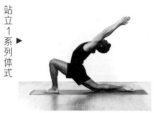

6.低弓步后弯式
保持 5 个呼吸

站立 2 系列体 ▶

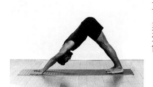

9.下犬式
保持 5 个呼吸
另外一侧重复 6~9 的练习

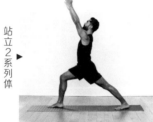

10.战士一式
保持 5 个呼吸

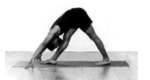

11.金字塔式
保持 5 个呼吸

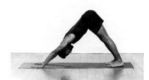

12.下犬式
保持 5 个呼吸
另外一侧重复 10~12 的练习

倒立系列体式 ▶

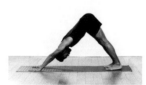

15.下犬式
保持 5 个呼吸
另外一侧重复 13~15 的练习

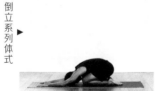

16.婴儿式
保持 5 个呼吸

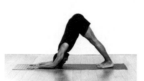

17.海豚式
保持 5 个呼吸

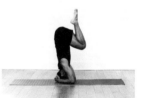

18.头倒立式
保持 5 个呼吸
替代体式：头倒立准备/婴儿式

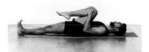

21.祛风式
保持 5 个呼吸
左右两侧都要练习

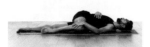

22.仰卧扭转式
保持 5 个呼吸
左右两侧都要练习

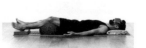

23.挺尸式
保持 5~10 分钟

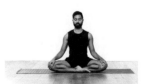

24.坐姿冥想：蜂鸣式呼吸
（见 169 页）

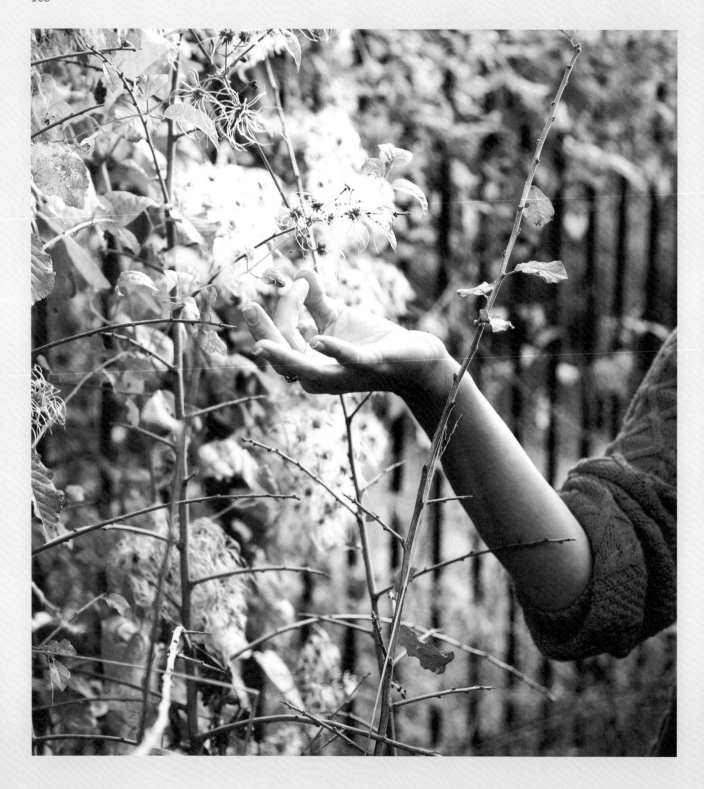

最后的休息
蜂鸣式呼吸

这是一个非常棒而且超级简单的技巧，特别适合注意力分散且身体不适，而且协调呼吸的意愿也比平时更费力的时候。

找一个舒适的坐姿。闭上眼。注意力放到呼吸上，感受它如何在你体内游走。将手放在胸口，并在呼气的时候发出嗡嗡声。不要纠结于嗡嗡的质量。重复几次，以使你摆脱一切自我意识。我在做这个练习时，发现所有无关的念头都消失了，很快便与自己的呼吸协调一致，无论开始之前我的感受有多糟。

几次嗡嗡声后，试着将手放在耳朵上，与体内的震动建立起深度的联系。嗡嗡声自然而然地发出 —— 音高和音调不重要 —— 但要一直变调，这会改变你体验体内感受的位置。

和以往一样，闭着眼，在结束时慢慢回到你的自然呼吸模式。想象皮肤的轮廓，并将意识带回你所处的房间中。睁开眼并触摸地面，以确认你与大地新的连接。

体式图书馆：
仰卧体式

7/8

从根本上来说，瑜伽的目的是放手。它让你意识到有比自身更强大的力量，比如说地心引力。仰卧体式是最能让人充分发现这一点的，你可以向那让你臣服的力量及其巨大的创造潜力敞开心扉。

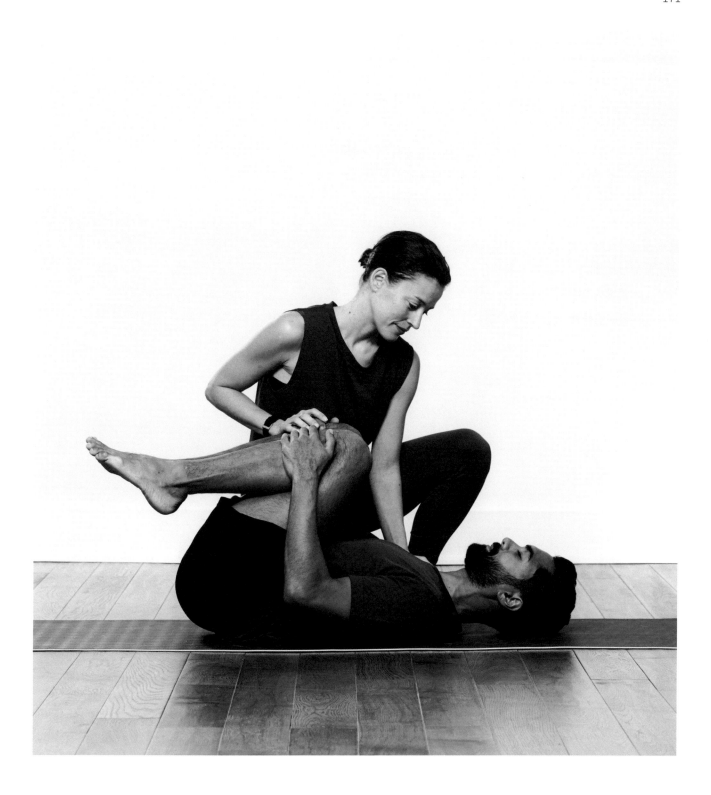

仰卧手抓大脚趾式A，B，C

Supta Padangusthasana A, B, C

A

从仰卧开始，膝盖弯曲，脚放平于地面。移动右膝靠近胸部并用手够脚，从外侧握住它（或在前脚掌缠一根弹力带，用双手握住它），然后在呼气时伸直腿。如果你下背部有问题，你可能需要保持辅助腿的弯曲。没有问题的人则向前伸展左腿，将大腿的后侧压向地面。向前伸展时调动大腿内侧的肌肉，以保持双腿平行。肩膀放松，让手臂骨骼沉向地面并保持胸前的开阔。下巴微微内缩，以体会整个身体后侧的拉伸，保持 5 个呼吸。

A

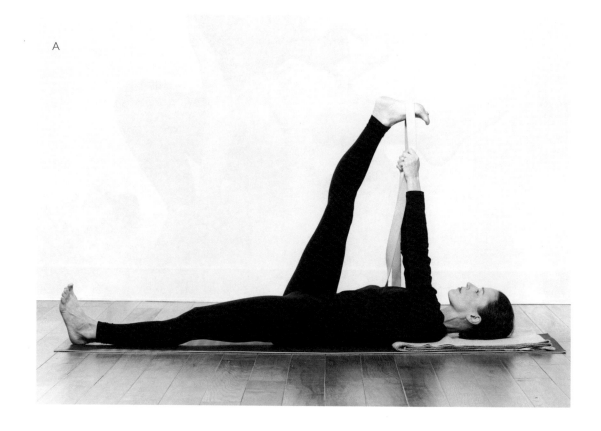

B

C

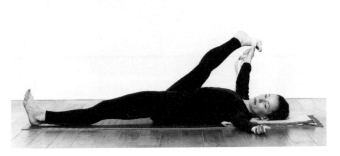

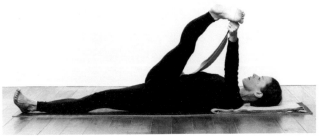

B

引导抬起来的大腿根部回到髋臼中，并感受骨盆后侧与地面的联系。向外转动脚趾，并感受大腿在髋部里转动的感觉，然后在呼气时 —— 同时手臂伸直 —— 将腿向外伸到身体侧面。如果你觉得吃力，将右手肘放到地上以支撑右腿。放在地上的腿要保持打直和活跃，手放松地置于胯部或身体侧面。如果还觉得舒服，就转头注视另一侧的肩膀。在这里停留 5 个呼吸，注意呼气时肚脐如何向内、向上提拉，从核心位置给予你支持的力量。然后在最后一次呼气时，收回你的腿。

C

用左手握住右脚的外缘 (用弹力带会更容易些)。用大拇指和食指将右侧胯部突起向前向下推，以在此处创造一些空间。左大腿向地面回压，以维持稳定。呼气时，移动右腿越过身体。在前几次呼吸时，后背保持靠在垫子上，并感受腘绳肌的深度拉伸，以及大腿及胯部外侧的连接组织非常轻柔地移动。接下来，让后背右侧抬起一点，但不要失去控制 (可以将腿放在抱枕上或靠在墙上歇一下)。保持 5 个呼吸。最后一次呼气时一切归位。

练习注解

脊柱的弧度是自然且健康的表现，所以，避免尾骨卷起，这样会拉平你的下背部。使用弹力带可以很好地避免这样的情况，并让你能感受到这个体式的充分展现，但是在使用弹力带时，要谨慎地避免给双手和腕部带来压力，注意手臂不要过度用力。你要的是用弹力带作为手臂的延伸，而不是要与它对抗。

常见的不顺位

如果你抬高了下巴，要注意进行调整。将头顶滑向垫子后侧，给口腔里的软腭一点空间，如果必要的话就握住弹力带，会舒适一些。

在头下垫一块毯子也很好，能提醒你放松肩膀。

建设性的修复体式

Savasana variation

躺下，膝盖弯曲。脚平放于地面。脚别离臀部太近，这样会使下背部失去弧度，下腹部也会变得很紧。这个体式完全是为了促进休息 —— 你的目的是创造一个能让你的呼吸下至腹部的空间。当你把脚放在正确的位置时，下巴向下缩并放柔视线。胸骨和下颌放松，感受呼吸注入你的身体。

练习注解

如果你有辅具的话，可以放一块毯子在你的头下以做支撑。

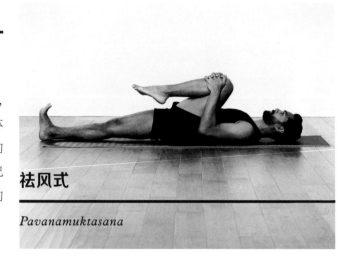

祛风式

Pavanamuktasana

仰卧并伸展双腿，从腹股沟内侧发力并将脚跟向外蹬，脚尖跷起。呼气时，一条腿弯曲膝盖向内，双手十指交扣于小腿上以保持这样的形态。吸气到腹部，并在呼气时轻轻地向肩膀方向上提膝盖，感受腹部承受的压力。手肘弯曲靠近身体，舒展锁骨周围，肩胛骨滑进背部。上背部放松，头顶滑向房间的后侧。微收下巴，目视前方，做几个深呼吸，在呼气时引导自己更加深入体式。

在两侧都完成练习后，将双膝都抱于胸前，做 5 次深入的腹式呼吸。吸气时，大腿向内收，以按摩腹部。结束后，松开双腿休息一会儿，躺着感受这个体式的效用。

练习注解

这是个非常好的理疗体式，可以帮助改善消化问题。

常见的不顺位

如果你的胯部或大腿感到有压力，或肩膀比较紧，就在头下垫一块毯子或瑜伽砖，这能让你舒扩胸腔，并在这个体式中感到更舒服。

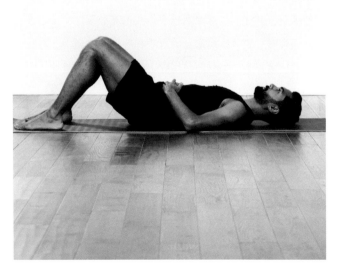

膝碰胸式

Apanasana

从仰卧开始，将双膝抱于胸前，手臂轻柔而舒适地环扣小腿。吸气时，大腿内收以按摩腹部。呼气时，让地心引力带动上臂放松地回到地上。下巴微收，胸骨放松。

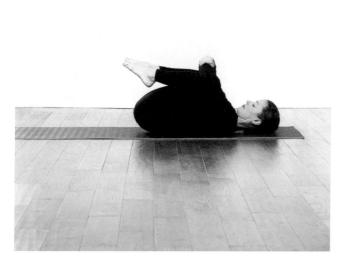

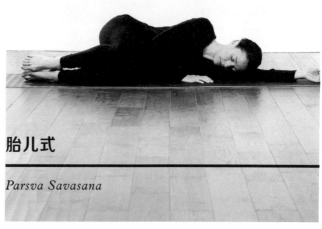

胎儿式

Parsva Savasana

我们每个人都有惯用的一侧。而在练习时用一些简单而有趣的方式来挑战这一点是很好的。如果你十指交扣时总是右手大拇指在上的话，试着反过来做，挑战自己。

双膝缩于胸前并倒向一侧。胯部向后一些，以让自己团成球状，骨盆位于中心。头部放在地上，或窝于臂间 —— 选取适合你的方式。闭上眼，将你的注意力放在后背，让呼吸充盈其中。肌肉放松，感受骨骼的重量，在此刻你完全融入体式。当你退出体式时，将感到自己焕然一新，仿佛经历了一次小小的重生。

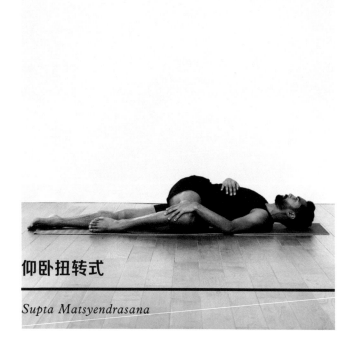

仰卧扭转式

Supta Matsyendrasana

躺下来，左腿放平于地面，右膝缩于胸前。用左手带动右膝并将胯部微微向右转一点。让右腿的重量叠于身体中央，以此带动你进入扭转，使你转向左腿的外侧。右臂向侧面伸展或放于肋骨上，视线和头部转向任何你觉得舒服的方向。在右侧肩胛骨滑进后背朝向地面时，感受它的重量。如果肩膀提起来了，试着将手臂上举过头顶，手肘朝右弯曲。做几次深入右侧肋骨的呼吸，感受呼吸深入填满皮肤下的空间。每次呼气都软化一点扭转的姿势。要退出时，在呼气时启动腹部力量回到仰卧，在呼吸停顿时双膝回收于胸前。

变体

要让这个体式更柔和一些，可以双腿弯曲，并让膝盖在你的舒适范围内尽可能地远离身体。如果你的下背部比较脆弱，可以在大腿下放一些支撑物。

雨刷扭转式

Supta Sucirandhrasana

仰卧，双膝弯曲，双脚分开与垫子同宽，脚尖朝前。双手向外置于身体两侧，与身体组成一个 T 形。如果空间有限，就将手臂举过头顶，手肘弯曲，让肩胛骨滑进后背。吸气时，让气息深入腹部。呼气时，让膝盖倒向一侧。保持双脚与垫子同宽，但脚底离开地面，这样就是用脚坚硬的内/外缘着地了。在将大腿骨向前伸并为胯部前方留出空隙时，要留意腹部周围是否留有空间。吸气时，双膝回正；呼气时，倒向另一侧。继续 —— 向左倒然后回正，向右倒然后回正 —— 用你的呼吸来当节拍器。

练习注解

这是个很棒的跟随呼吸而动的方式。我喜欢反反复复地做，直到我迷失在节奏当中。如果你像我一样，你会发现它对背部的好处，每天尽可能地多次练习，理想情况是早晚各一次。

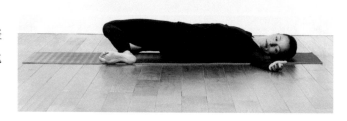

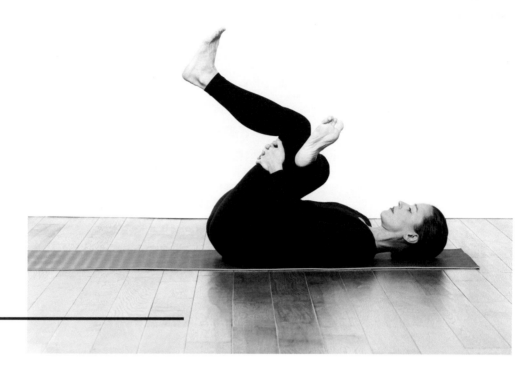

穿针式

Sucirandhrasana

　　仰卧，双膝弯曲，双脚放平。抬高右腿，把脚踝放在左大腿上，右膝歪向一侧，使大腿在髋臼处打开。右手穿过双腿间的狭小空隙并于左腿的外侧与左手相握。十指相扣于左大腿后，并将左腿向身体方向拉。下巴收起，肩膀放松垂向地面。深呼吸，并感受呼吸带来的腹部起伏。

练习注解

　　如果感到右膝痛，就让脚尖再跷起一点 —— 激活你的脚可以促进髋部的打开，来保护膝盖免于因扭曲而产生强烈感受。如果这不见效，就听从你的身体，谨慎地退出体式。

　　如果身体比例允许的话，你的手肘可以再放宽一些，用右肘轻轻地帮忙压着 —— 不是推 —— 右腿向前一点点。

半快乐婴儿式

Ardha Ananda Balasana

从仰卧开始，右膝弯向腋窝并用右手抓住右脚，握住其外缘。（如果做不到，可以用弹力带。）左腿打直并保持活力。呼气时，上推右脚使其位于右膝的正上方，脚尖跷起。呼吸深入腹部。拉伸手臂，将脚推高形成捆绑，并感受锁骨周围的扩张。

练习注解

如果你下背部有问题，可以弯曲支撑腿的膝盖，把脚放平于地面，让自己在这个姿势里感觉舒服些。你也可以不抓脚而抓住脚踝，如果手边没有弹力带的话。

常见的不顺位

我经常发现学习者们会在这个体式中抬高下巴。在头下垫一块毯子能让你收回下巴，并避免这种情况出现。轻轻地微笑有助于放松你的面部。

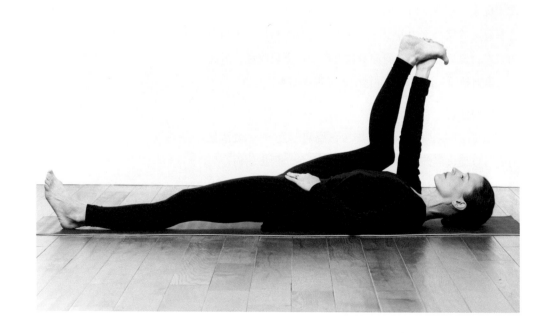

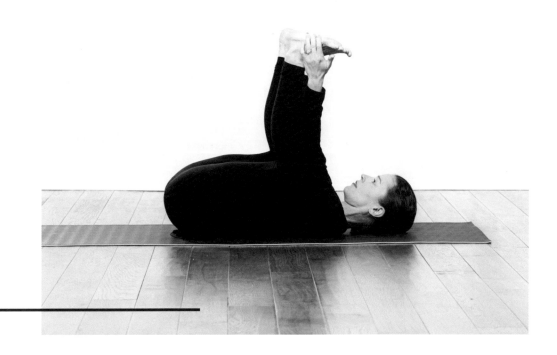

快乐婴儿式

Ananda Balasana

　　躺下，双膝向身体方向弯曲，用手抓住脚，握住其外缘。双膝打开与肩同宽，并将脚向天空方向推，脚尖向面部跷起。保持手臂打直，肩胛骨滑进后背。尾骨向前拉伸，而头顶则向相反方向顶，以此拉伸全身。下巴微收，呼吸深入腹部，一直下到骨盆里。从左到右稍稍晃动身体，来按摩脊柱的两边。

自己练习的顺序
在进入挺尸式之前，这是一个很可爱的结束体式。

揭开冥想的神秘面纱 ——
两分钟进入冥想

很多人都觉得冥想的想法很吓人，将其想象为一种关闭心智的方式，这是他们无法想象自己会去做的事。但冥想不是什么都不想，这是不可能的；冥想是观察你的想法，任何人都可以通过一点练习就办到。

冥想的目的是要把你从大脑的评判部分带出来，带进见证的部分。我们头脑里负责分析的部分当然对我们的生活很重要，但如果一直被它所占据，我们会精疲力尽，那会给我们造成压力，满是那些我们常常觉得无法撼动的可怕执念。冥想让我们把这些念头具体化，并组织起来。这就给头脑腾出了空间，并带来平静。

坐下，感受脊柱的自然弧度被一层层柔软的身体组织保护着，再把你的感受力从脊柱转移到皮肤上。注意感受身体与地面接触的地方。感受衣物与皮肤的接触，注意裸露的部分正轻柔地歇息于周遭的空气中。

吸气，并体验这种身体可渗透的感觉，准备好接受这种吸入带来的启发。呼气时，保持这种上提的姿态，仿佛追寻光芒的花朵。注意让呼吸灌注于你。如果你的大脑很忙乱，默默对自己说："我在吸气，我在这儿；我在呼气，我在这儿。"

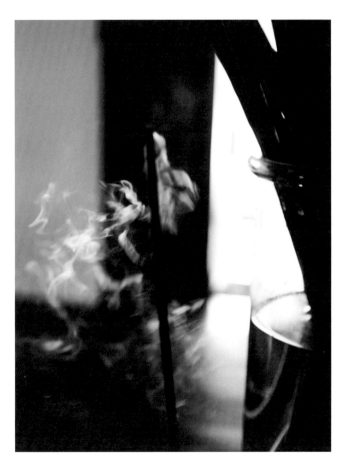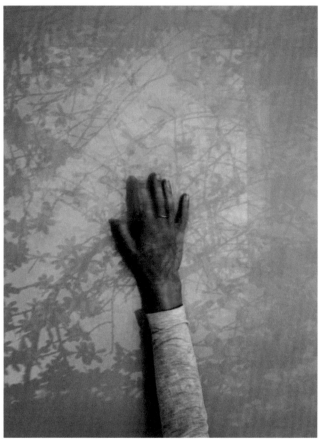

垫下的瑜伽

瑜伽曾经出现在《奥义书》中，这是一本印度的神圣经典，约于公元前 800 年汇编而成；瑜伽也出现在公元前 5 世纪左右的佛教运动中。尽管瑜伽的思想可以追溯到比这更早的几千年前，但以为它古老而且一成不变是错的。

今天西方世界所练习的瑜伽，在其最早期的演化中是看不到的，最早期的瑜伽除了吐息法和冥想仪式外，只有很少甚至没有身体层面的练习。身体层面的练习出现在 19 世纪末，包括印度国内急速发展起来的各种体式练习法，以及其他的外来练习法，比如同时期出现的斯堪的纳维亚健身法，而这或许就是身体部分的练习在欧美如此流行的原因之一。

如果仅仅专注于身体层面的序列，会错失瑜伽中那些非凡的关于神秘、美好和深层的哲学探究的传承。我特别能理解，为什么那些不是出生于印度教和佛教家庭的人，

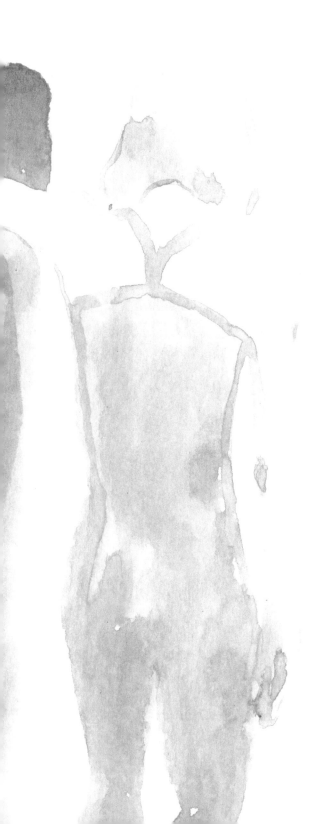

通常会选择体式练习作为起始点，但我也希望瑜伽的美好和力量能将练习者们的好奇心引向它的起源。

根据古老典籍的记载，瑜伽有八个分支。身体层面的练习，或者说体式，只是其中之一。呼吸是另一支。剩下的六支包括了所有的一切：从观察戒律，即道德义务（比如发誓践行非暴力）；到控制感官，即致力于感官的阻断而为深度冥想做准备。

B. K. S. 艾扬格 (B. K. S. Iyengar) 的《瑜伽之光》可能是西方世界在推广瑜伽方面最重要的一本书，而且它也极大地影响了我的授课方式和生活方式。在书中，作者详细地向练习者们介绍了瑜伽的戒律和应遵行的仪式；对于那些想进一步了解练习的人，这也是我会推荐他们首先去读的书之一。这本书我列在了本书末尾的阅读清单里；清单中还包括一些由梵语学者和瑜伽研究人员所著的非常吸引人的作品和一些我喜欢并持续带给我启发的瑜伽书籍。

阅读这些书是很好的向瑜伽的古老根源致敬的方式，而你在瑜伽垫上垫下的行为同样也如此。实践非暴力。追求普世同理心。致力于极致谦卑。我看到了这个围绕着小巷瑜伽馆形成的群体 —— 人们如何彼此联系、彼此照顾，如何先友善地对待自己，再友善地对待彼此 —— 我看到了瑜伽能成为多么强大的工具。歌唱、诵念、祈祷和冥想等仪式在很早以前就是人类存在与聚集方式的一部分，而瑜伽能将人们带回传统当中。

展开你的瑜伽垫，弯曲身体并且呼吸。注意它带给你何种感受并与他人分享。让你的小我安静下来，而将自己敞开心扉成为一个更大的自我，接纳自己只是沧海一粟，也依然美不胜收。

培养自我慈悲
心的简单练习

作为人类，我们有能力表现出非凡的慈悲与宽容。给予陌生人善意，为所爱之人付出良多。然而我们很少将这种慈悲给予自己，始终扮演着自身最严厉的批评者而遗忘对自己的照顾。为了开始将这种慈悲心转向自己，我们需要为自我关爱创造空间，以确保我们的自我能进入其间，放松，呼吸。

当然了，在飞驰的现代生活中，这并不容易。这个序列就特别适合那些很难找到时间来照顾自己的人：完成它的时间，可以短到 20 分钟，也可以长到一个小时，这取决于你想花多久来做这些体式。不管用哪种方式，它的设计初衷就是为了帮你减少自我批评，并将感知力带向你的身体。

细心地折叠起毯子然后躺在上面，以让头部有所支撑。问自己第一个问题："我舒服吗？"并使其成为你练习中的生动原则。此时你的练习意图应该是自我尊重。用侧向的体式来为自己寻找空间。在坐立体式中，从下往上拉伸，并感受脊柱自豪地挺起。将每一个体式都当成对自己的善意表达。

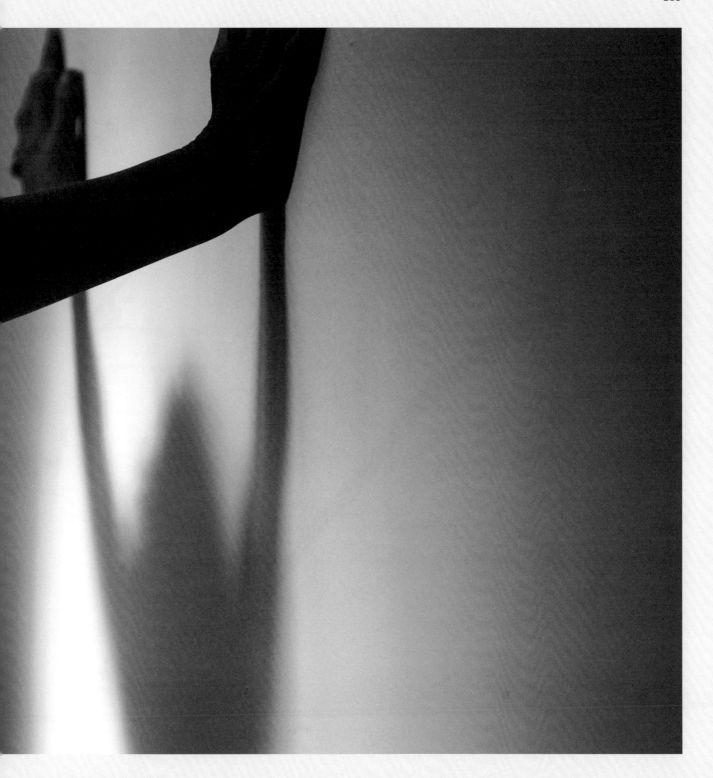

开始系列体式 ►

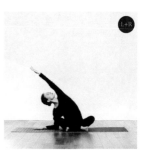

1.建设性的修复体式
保持 5 个呼吸

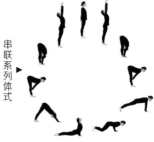

L+R

6.简易坐：侧弯变体
保持 5 个呼吸
左右两侧都要练习

串联系列体式 ►

11.拜日式 A
（见 48 页）
练习 1~3 遍

坐立系列体式 ►

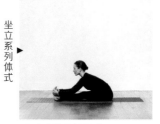

16.坐立前屈折叠式
保持 5 个呼吸

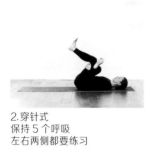

2.穿针式
保持 5 个呼吸
左右两侧都要练习

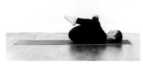
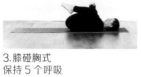

3.膝碰胸式
保持 5 个呼吸

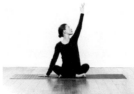

4.简易坐：画圆变体
保持 5 个呼吸
左右两侧都要练习

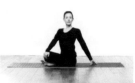

5.简易坐：扭转变体
保持 5 个呼吸
左右两侧都要练习

站立 1 系列体式

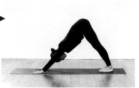
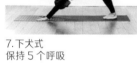

7.下犬式
保持 5 个呼吸

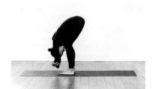

8.站立前屈式：布偶变体
保持 5 个呼吸

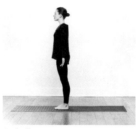

9.山式
保持 5 个呼吸

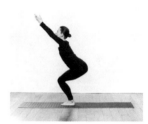

10.幻椅式
保持 5 个呼吸

站立 2 系列体式

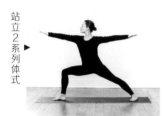

12.战士二式
保持 5 个呼吸

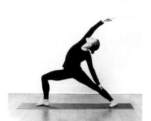

13.战士二式：旋转变体
保持 5 个呼吸

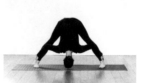

14.双角式
保持 5 个呼吸
另外一侧重复 12～14 的练习

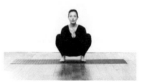

15.花环式
保持 5 个呼吸

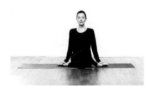

17.牛面式
保持 5 个呼吸
左右两侧都要练习

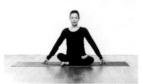

18.双鸽式（替代体式：简易坐）
保持 5 个呼吸
左右两侧都要练习

结束系列体式

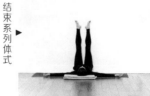

19.倒箭式
保持 2～5 分钟

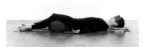

20.挺尸式
保持 5 分钟

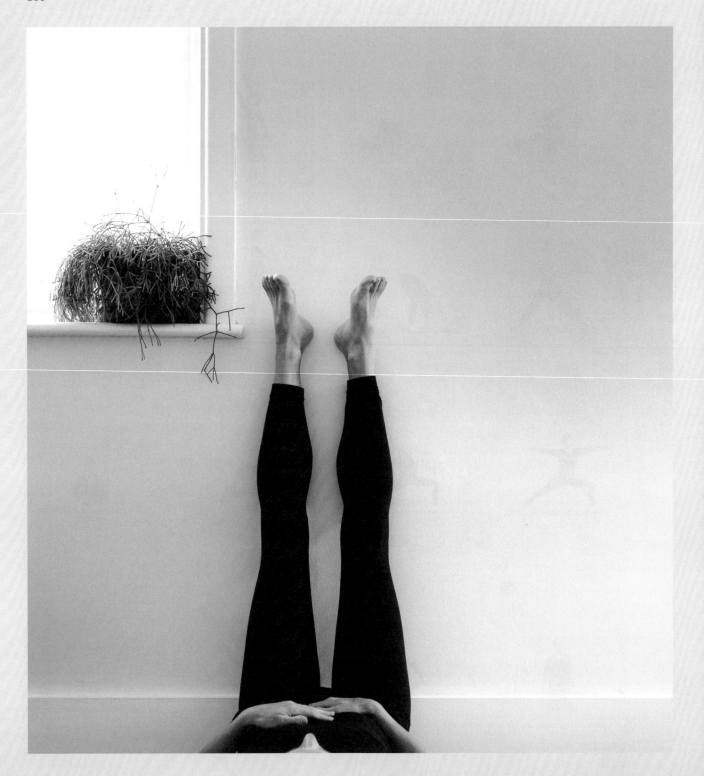

倒箭式

找到地面与墙面相接的位置。让自己躺下来，靠墙形成一个 L 形，大腿后侧尽可能地靠近墙壁。我发现进入这个体式最简单的办法是侧靠墙坐着，一边肩膀抵着墙，然后翻转滚动进入体式。

在这个体式中，你可能需要一些辅具 —— 一个眼袋或眼罩来遮挡光线，几块毯子 —— 所以先把它们搜集起来，因为你进入体式后就很难再去拿它们。

将腿靠在墙上，让大腿的重量沉入骨盆。确保头部是舒适的，如果需要的话给它一些支撑物。你要让下巴微微内收，这将减轻面部的压力，使胸骨无声地放松，为胸腔增加空间。将手放在腹部，并让呼吸深入腹部并下沉到骨盆里。将注意力放到正往腿部涓涓而去的血流上，它们带着你一整天的辛劳，一滴滴地往下流去。

在你觉得舒服的前提下，尽可能长地维持这个体式。见证你的身体安然于自身，一口口地呼吸，感受能量的重新分配，而自己沉向更深入的放松。

如果你的腘绳肌比较紧，这样做可能不是太舒服。这种情况下，就躺在地上将腿放在椅子上，让大腿垂直于地面，但小腿可以水平地歇在椅子的座儿上。

身体扫描的力量

慢慢地，我们开始理解压力在我们的整体健康问题中所占的核心位置，以及它能在多大程度上损害我们的免疫系统，并导致其他一些看似无关的问题。我们也开始认识到，合理地休息并非自我放纵，就像我们一直都知道，好好吃饭不是自我放纵一样。

当我们发现自己处于压力中的时候，通常会以为摆脱它的唯一办法是更加努力，更强力地鞭策自己，把自己绷得更紧。事实上，我们真正需要的是停下来，置身于压力之外，不要忙着去"做"什么，而是让自己先感受自我的状态。我有两种自身免疫性疾病，它们是慢性病，需要持续的治疗，所以我很直接地知晓合理的休息对我健康的各个层面 —— 身体的、精神的和情感的 —— 都有影响。

当我觉得自己的边缘正在被磨损，用于思考的大脑被过度驱使，催促我要做得更多、更努力，让自己更进一步时，我知道是时候进行一次身体扫描了 —— 这种简单而抚慰人心的干预措施，总是能让我回到自己的身体当中。

从躺在地板上开始。确保自己足够暖和。带着简单的意图定好基调："我很平静"或"我注意力集中"。然后，将全身想象成一个肺，呼吸，感受它的充分扩张。在呼气时，感受身体与地面接触的地方，确认你是否完全臣服于地心引力，肌肉从骨骼上放松下来以完全地安顿于地面上。吸气，然后在呼气时，放松脚趾。这不是说要把它们扭来扭去，或有意让它们松懈下来，而是要把注意力放诸其上，让它们休息。吸气，然后在呼气时，放松脚跟。吸气，然后在呼气时，放松脚踝。你要用自己的方式这样过完全身，一直上至头顶。不要着急，也不要错过任何部位；把注意力放到任何可能有压力的地方：腹部、上腭、嘴唇、下巴、肩膀、手指等等。

如果在某个时刻你睡着了，没关系，这可能正是你需要的。在身体扫描完成后，慢慢地坐起来，然后花上一点时间来回顾你刚刚经历的这趟内在旅程。

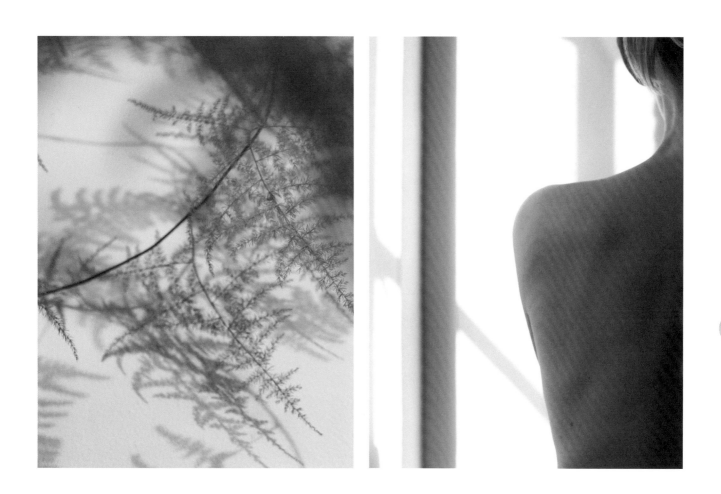

体式图书馆：
修复体式

8/8

　　修复类型的瑜伽将静止作为练习的核心，并将其放在首要位置。它使我们从充满压力的战斗/逃逸模式中脱离出来，而安顿于自己的交感神经系统中，在那里我们可能会找到真正的平静。这意味着，对于那些患有焦虑、抑郁、慢性疼痛疾病，或是任何寻求压力缓解的人来说，这是一种理想方式，因为它是需要长时间保持并深度感受的体式，可以强化免疫系统，促进头脑冷静。

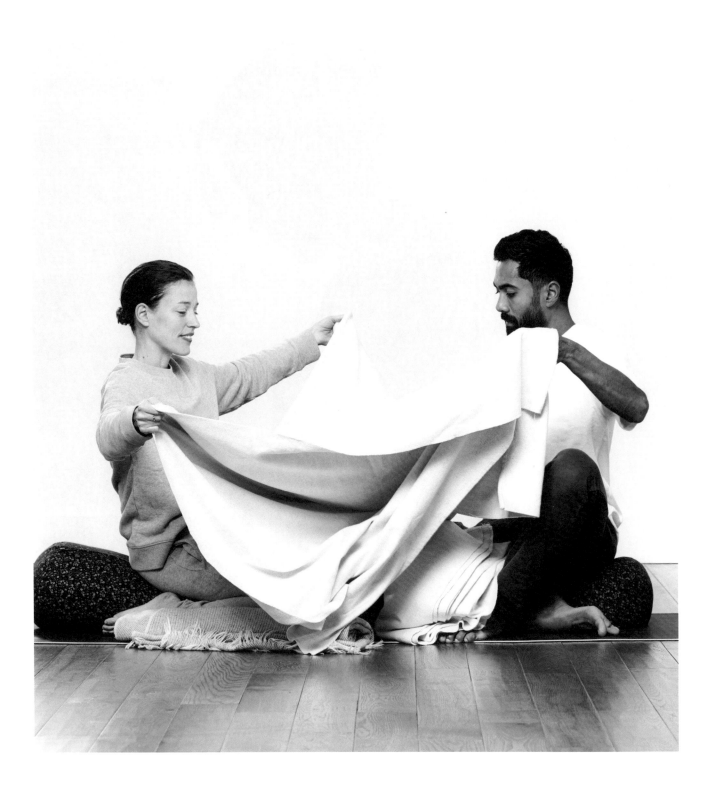

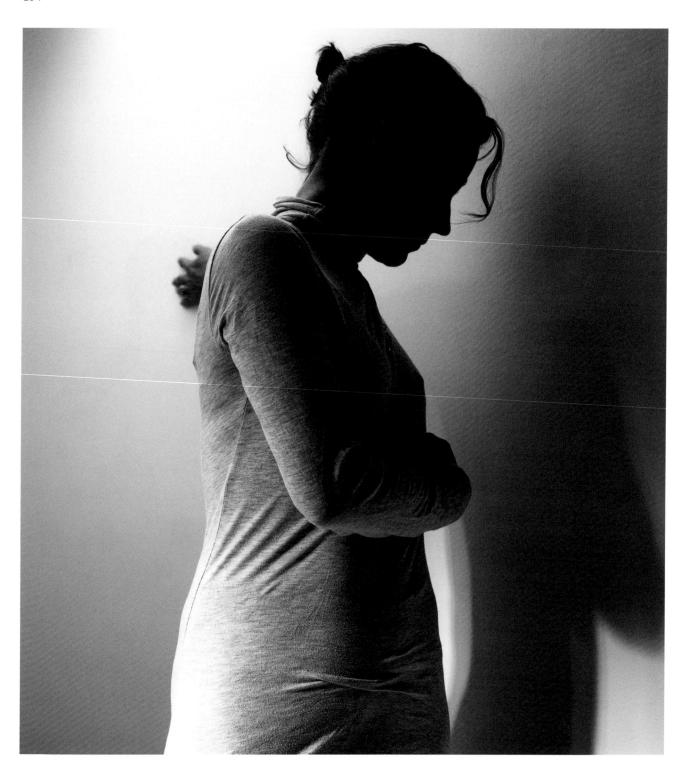

通常来说，这些体式会出现在动态练习的序列末尾，但把它们放到序列中间也能发挥很好的作用，以提供平衡和重新校准的机会。除此之外，将它们作为单独的自我练习也非常棒，其强调的是极度舒适和自我慈悲。只需要一点努力而不用任何过多的付出，你就能给自己创造一个自我滋养和关爱的空间。

你可以练习一个只有两个体式的序列，每个体式可以短到 5 分钟，也可以长到 20 分钟。不管你做几个体式，要始终在过渡动作中保持谨慎。提前将需要的辅具放在手边，鉴于你会希望尽可能久地停留在这个可爱而温暖的、被托住而有支撑的"瑜伽汤"中。这意味着你需要附近有额外的覆盖物，因为休息时你的体温会下降。以及抱枕 —— 如果没有的话就用靠垫 —— 的重量会是进入休息状态的绝佳辅助。当我感到焦虑或需要寻求踏实感的时候，会将一个重一些的抱枕放在胯部及下腹部，让它帮我将注意力向内投诸呼吸。

当你在体式中放松的时候，感受与地面或辅具的联系，把自己带入"体察当下"的状态中，以便能敏锐地意识到身体的感受。如果你倾向于让思绪飘进自己下意识的喃喃自语中，就将注意力带回到呼吸上，然后客观地见证自己的各种念头，注意如何深入你的身体及情感空间去感知和感受。保持觉知力是我们变得真正觉醒的办法 —— 任何时刻都可以成为一个自我认知的实例。

你不可能总是奢侈地拥有蜡烛、眼枕、毯子和燃油炉等，但不必担心：你的意图会营造相应的氛围。意识到你已经打造了一个安全的空间，可以让自己慢下来，展现自己的脆弱。你越深入，这种存于某个身体中的感受会越抽象。只是简单地体验皮肤下的呼吸，最终的私密空间是呼吸之中的呼吸。

你可能需要：
—— 抱枕
—— 瑜伽砖
—— 靠垫
—— 眼枕
—— 毯子
—— 袜子
—— 计时器

倒箭式

Viparita Karani

将腿靠在墙上，让大腿的重量沉入骨盆。确保头部是舒适的，如果需要的话给它一些支撑物。让下巴微微内收，这将减轻面部的压力，使胸骨无声地放松，为胸腔增加空间。将手放在腹部，并让呼吸深入其中，再下沉到骨盆。

练习注解

如果你有很多辅具的话，在这个体式中试试更多种类的辅具。试验一下看看哪个更适合你。如果你思绪纷杂，在脑袋下垫一块毯子比较好。在你颈部比较紧张的时候拿它来当支撑物也不错。是否在胯部下方垫抱枕或毯子则取决于你的个人喜好。一如既往地，聆听你的身体当天需要什么。

我发现在胯部下方垫一些支撑物的话，就制造了一个从心脏到头部的斜坡，这很容易舒缓神经系统。

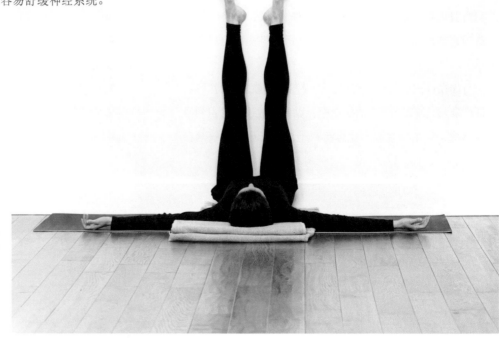

这就是这个体式的力量，是我对付疲劳、痛经、焦虑和失眠的首选。

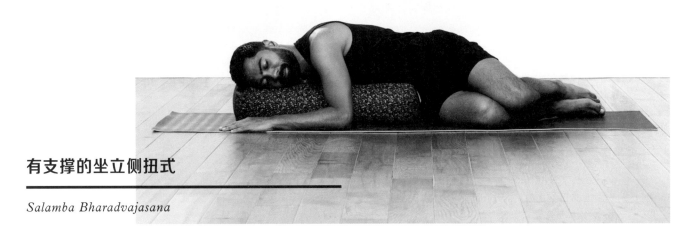

有支撑的坐立侧扭式

Salamba Bharadvajasana

将一个抱枕纵向放置，并跪在它旁边，用右侧胯部靠在抱枕的长边上。从这里开始，将上身转向辅具，膝盖朝向一边而胯部依偎在抱枕上。通过吸气制造一点空间并拉长上身，而呼气时则将腹部落到抱枕上。脸朝向侧面放下来，视线与膝盖同向，然后闭上眼睛。如果隔一会儿后你觉得不舒服，试着在头下垫一块毯子。给自己一点时间来接受这个体式，感觉自己在辅具上软下来。让注意力从脚趾到下颌反复地循环，等身体告诉你什么时候可以结束体式。给自己时间，两侧都练习一下。

练习注解

如果你觉得用抱枕不舒服，可以试着躺在一块毯子上。你可以将胳膊穿过毯子的折叠处，以使头部略微低于心脏。我喜欢在膝盖间放一个靠垫。

瑜伽之于生活

当我们的身体失衡时，最先有所感知的便是肠胃。这个体式是一种轻柔的扭转，你可以在这个姿势里待一会儿。它会将注意力和活力带向你的消化器官。我有很多有肠易激综合征的学生，都发现这个体式对他们很有效，不管是作为自我练习序列中的一部分，还是当作独立体式来练习。

有支撑的婴儿式

Salamba Balasana

膝盖分开跪下，然后坐到脚跟上。如果膝盖比较敏感，可以将垫子对折于其下或是用几块折叠的毯子来支撑。将一个抱枕纵向放在身体前方并趴在上面，让头部和上身倚靠在抱枕上。把头侧向一方，身体的重量完全压在支撑物上。在你处于体式中后，如果前臂不能舒服地放在地上，可以垫一些毯子、靠垫或瑜伽砖来撑住它们。下颌放软，舌头放松，将注意力放在改变了品质的呼吸上，并沉入其中。

练习注解

这个体式会给人被保护的感觉。我们在母亲的子宫里度过平均 9 个月的时间，在狭窄之处蜷曲着准备随时展开身体开启我们的人生。这一神奇过程让我们舒展自我，是成为自己的起点。当我觉得迷茫或只是简单地需要一点踏实感的时候，我发现这个体式是一个美妙的安定器。

在这个体式中保持几分钟之后，你可能想要靠在前臂上，然后从这个姿势中退出一点，将头转向另外一侧。

常见的不顺位

如果你感受到了来自膝盖的对抗感，可以试着放一块卷起来的毯子在膝盖后面的小腿弯处。如果这使身体比抱枕更高了，在它下面放一块瑜伽砖。

呼吸的注解

在你安定于这个姿势中后，将感知力放到身体后侧。留心感受后侧肋骨在吸气时扩张，在呼气时轻柔地随呼吸而下沉。

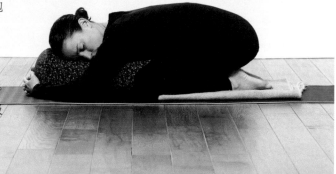

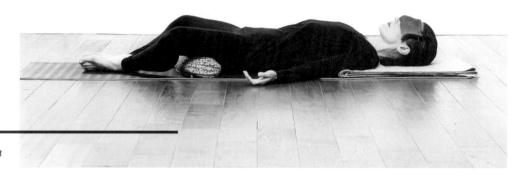

仰卧束角式

Supta Baddha Konasana

仰卧，将抱枕、卷起来的毯子、靠垫、瑜伽砖或任何你有的支撑物垫在大腿下，以使你在躺下来的时候是有支撑的，并且膝盖大张而脚并拢。在头下放一块叠起来的毯子，在眼睛上面戴一个眼罩。手臂放松地置于身体侧面，或放在任何你觉得舒服的地方 —— 肋骨上、肚子上或者胸口上。将胸廓想象成一架手风琴，然后将呼吸的气息导入身体侧面，使每一根肋骨之间都富有空隙，并让气息一直流入你的上肺叶中。

练习注解

和所有的修复体式一样，充分运用你的辅具。在身上盖一块毯子来保暖是一种自我慈悲的深刻表现，在大腿下垫抱枕，既是支撑身体的一种方式，也给自己传达了一种更广泛的信息，让你在生活中感受到被支持。具体用什么是细枝末节；如果你能拿来支持腿部的只是一堆杂志，那就用它们。不要让"没有装备"成为你不练习的借口。

呼吸的注解

如果你的手臂是伸开置于身侧的，就想象你的肺和手臂一样宽。吸气时感受侧面身体的扩张，以及深呼吸时腋下那块很小的空间在增大。让你的手臂将慈悲的信息从心里带到手上。

修复性的鸽子式

Eka Pada Rajakapotanasana

将一个抱枕纵向放在面前，再将一块卷起的毯子水平地放在抱枕前方。从四肢着地或下犬式开始，右腿迈过毯子，然后身体沉向地面，这样右小腿就能撑住你了。将左腿向后滑，便于坐下的时候能得到毯子的支撑。伸直腿的前方和右边的臀部都应该感受到被支撑着。胯部安放下来而没有歪向某一边。双手向下推地，并在吸气时向上、向前伸展。在呼气时，将上身放在抱枕上，并感受腹部放松于支撑物上。轻轻将头转向一侧，并将呼吸导入身体的后侧。在你沉入这个体式时，感受地心引力带来的向下牵引帮助你更深地放松于休息中。

练习注解

体式的修复版本和其在动态流动序列中的版本有不同的质感。在这个体式中，你的动机是获得踏实感，感受到被支持着，并在舒适的知觉中柔软下来。如果拉伸感太强或你觉得自己需要更多支撑，那就不会获得那种可爱的即将融化般的感觉。

自己练习的顺序

有些修复类体式可以保持长达 20 分钟的时间，但在这个体式中，少即多。如果你感觉到对抗感，一定要退出来。每侧练习 2～3 分钟就够了。

练习者很容易以为躺下来这种动作并不重要，其实它是瑜伽练习中很要紧的部分。什么也不做也是一种艺术。每一次练习都这样做，并且要好好做。

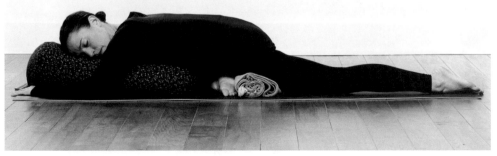

俯卧挺尸式

Adho Mukha Savasana

在前面放一个抱枕，将上身放于其上，让下巴正好处于抱枕的末端，而前额放在一块瑜伽砖上。腿可以放在抱枕的任意一边。如果要在这里停留一会儿，你可能要在脚踝下垫一块毯子。在放松于抱枕上时，注意将呼吸导入身体的后侧。

练习注解

在你深度放松时，体温会下降，所以要在下背部和脚上盖一块毯子。

自己练习的顺序

把这个体式当作任何序列的结束体式都很棒，而作为一个单独体式来练习也很好，这是非常好的让忙碌而焦虑的头脑安静下来的方式。你可以在这个体式里停留短到 3 分钟，长到 20 分钟，如果你觉得舒服的话。

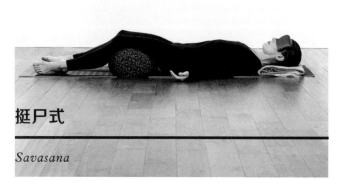

挺尸式

Savasana

仰卧，确保你是温暖且舒适的。胳膊放松地置于身体两侧，掌心朝上。留意呼吸带动腹部的起伏，每次呼气时都让自己更深地沉入体式当中。如果心绪烦乱，就在吸气时对自己说"我在这里"，然后在呼气时说"我已抵达"。

练习注解

使用抱枕是非常好的提高和增强挺尸式功效的方法。试着在大腿下放一个抱枕，并留意呼吸的深入。或在胯部及下腹部放一个抱枕，没有什么比实际的重量更能提升体式中的踏实感了。

使用支撑物。如果下背部或脖子比较紧张，使你不能深入地放松，就在大腿后侧的下面放一块叠起来的毯子，再放一块在头下。如果你在挺尸式中有急躁的倾向，就给自己设定一个至少 5 分钟的闹铃。

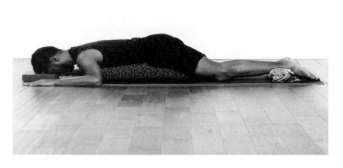

助眠的简单步骤

从进化的角度来看，电灯的发明只是一瞬间之前的事，我们还根本没有时间去适应它给我们的生活带来的彻底改变。大量涌现的刺激将我们生理节奏的韵律完全打乱了。最重要的是，最近我们又处在了一种全新的文化模式里，屏幕于其中无所不在，而压力亦如影随形，我们总需要对邮件、短信或社交媒体信息做出反应，使我们暴露于一百年前根本无法想象的人造光之下。

结果就是我们正体验着大规模的失眠，这毫不令人意外，而它正对我们的身体、情感和精神健康产生深远影响。这是个巨大的问题；而在大多数情况下，尤其是失眠严重的案例里，这很难得到解决。不过有一些整天都可以做的小事能够有所助益。

首要的一件事就是在一天中将光线调暗几次。一次几分钟就好，而且你可以在任何地方实行：家里、工作的地方或公共交通工具上，任何地方。只要闭上眼睛，将手放在胸前并让呼吸进入其中。调整你的呼吸，并注意它如何在体内起伏。这样练习几分钟有助于放松你的神经系统，并开始纠正休息与刺激之间的平衡。随后，在上床之后，花几分钟让腿贴到墙上。让心脏高于头部，能逆转地心引力对血液的牵引，为超负荷工作的系统带来平静和安慰。

最后，也是最简单的，关掉手机并将之放在除了卧室外的任何地方。你睡觉的地方更应该像个庇护所，而不是办公室的延伸。

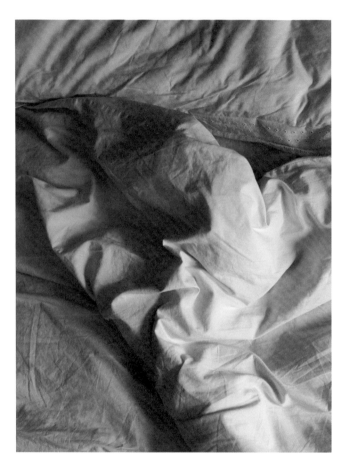

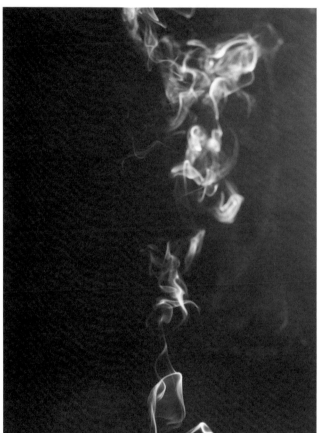

改善睡眠的瑜伽

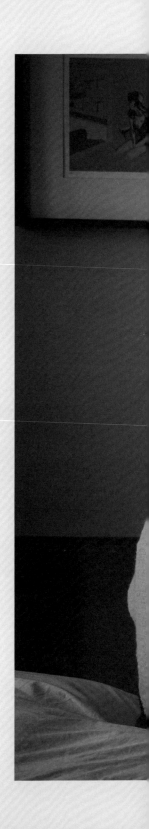

我们很多人很难入睡的原因之一，就是我们很难从战斗/逃逸模式切换到副交感神经系统占主导的模式中 —— 而后者能让我们进入深度休息。这一序列的主旨在于降低现代生活的强度，而学会进入更深且更平和的自我。但这并不是一个让我们在睡前做做来释放一天压力的简单序列 —— 在白天带着明确的意图来练习比较好，这是一种使神经系统远离高度警戒状态而转向休息的方法。

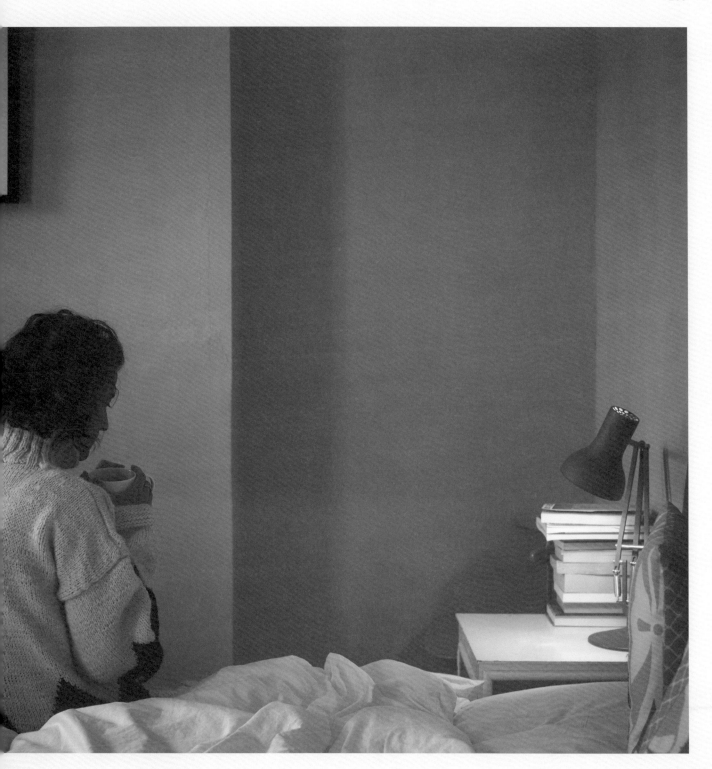

开始系列体式 ▶

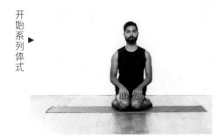

1.英雄式
保持 10 个呼吸

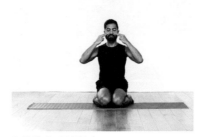

2.英雄式：面部按摩
（见 132 页）

流动系列体式 ▶

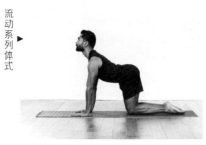

3.牛式（吸气）
保持 5 个呼吸

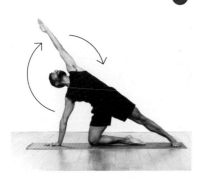

7.门式：手臂跟随呼吸绕圈的变体
保持 5 个呼吸
左右两侧都要练习

站立系列体式 ▶

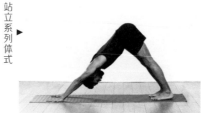

8.下犬式
保持 5 个呼吸

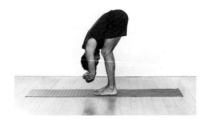

9.站立前屈式：布偶变体
保持 5 个呼吸

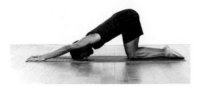

13.小狗伸展式
保持 5 个呼吸

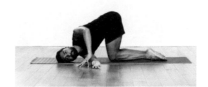

14.婴儿扭转式
保持 5 个呼吸
左右两侧都要练习

结束系列体式 ▶

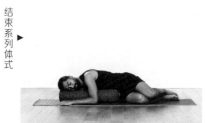

15.有支撑的坐立侧扭式
保持 3 分钟
左右两侧都要练习

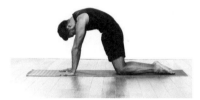

4.猫式（呼气）
保持 5 个呼吸

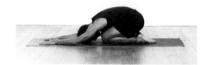

5.婴儿式
保持 5 个呼吸

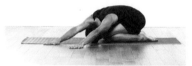

6.婴儿式：对角拉伸的变体
保持 5 个呼吸
左右两侧都要练习

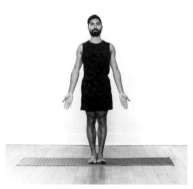

10.山式
保持 5 个呼吸

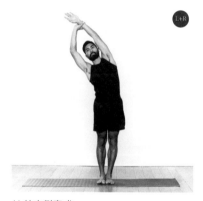

11.站立侧弯式
保持 5 个呼吸
左右两侧都要练习

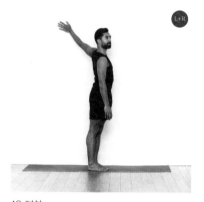

12.时钟
（见 94 页）
保持 5 个呼吸
左右两侧都要练习

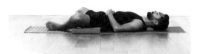

16.仰卧束角式
保持 3 分钟
左右两侧都要练习

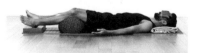

17.挺尸式
保持 6 分钟

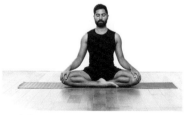

18.坐姿冥想
保持 5 分钟

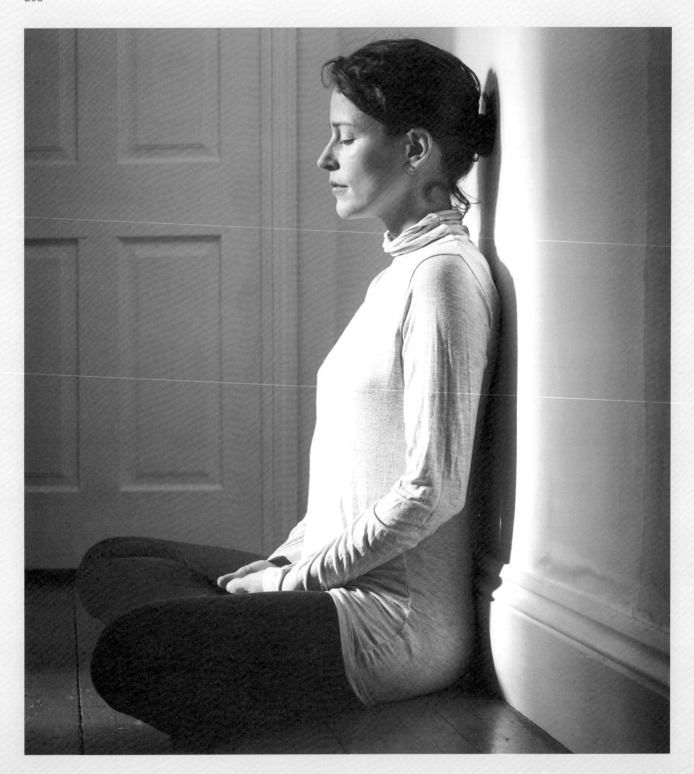

最后的休息

转向内在

盘腿坐在地板上。为了保持脊柱的自然弧度，大多数人都需要一些支撑物。我喜欢坐在一块瑜伽砖上，为了舒适可以再在上面放一块叠起来的毯子。你坐在那儿的时候，将骨盆想象成一个装满了水的碗。轻轻地向前摇动到坐骨的前缘，然后再向后，想象水也是先转到碗的前侧，再向后转。重复几次。然后以骨盆为基础，上身绕圈，想象脊柱在搅动碗里的水，并让自己感受与大地的连接。从转大圈开始，慢慢地向内绕，转动的圈越来越小，同时也用越来越精微的动作来将意识调整到坐处的中心。

试着放下一切对冥想先入为主的看法，只是简单地调整自己进入当下。注意力放在呼吸上。感受它的起伏，以及它如何使脊柱生机勃勃。

在受得住的情况下，尽可能久地占据这个空间。每次感觉自己的念头飘向了生活琐事时，就将你的注意力拉回身体的感觉上，并对其感受保持清醒，尽管这很有挑战性。注意这些感受，体会它如何通过每次呼吸来改变质地和品质，并提醒自己，没有什么是永恒的。

练习冥想，即使只有几分钟，也有助于精神和情感的快速恢复，并提醒我们，我们是鲜活的生命，通过呼吸而与其他所有的生命相互关联着。

严格意义上的修复——无法站立时的瑜伽

　　这对极度需要休息的人来说是个完美的序列。可能因为你正经受着慢性疲劳，可能因为你遭受了巨大的过度刺激，也可能你正受到荷尔蒙的巨大影响。或许你抗拒做瑜伽，当你一旦来到瑜伽垫上你就会感觉好一些。这相当于与瑜伽来了个 30 分钟的拥抱。安顿于其中并且放松。

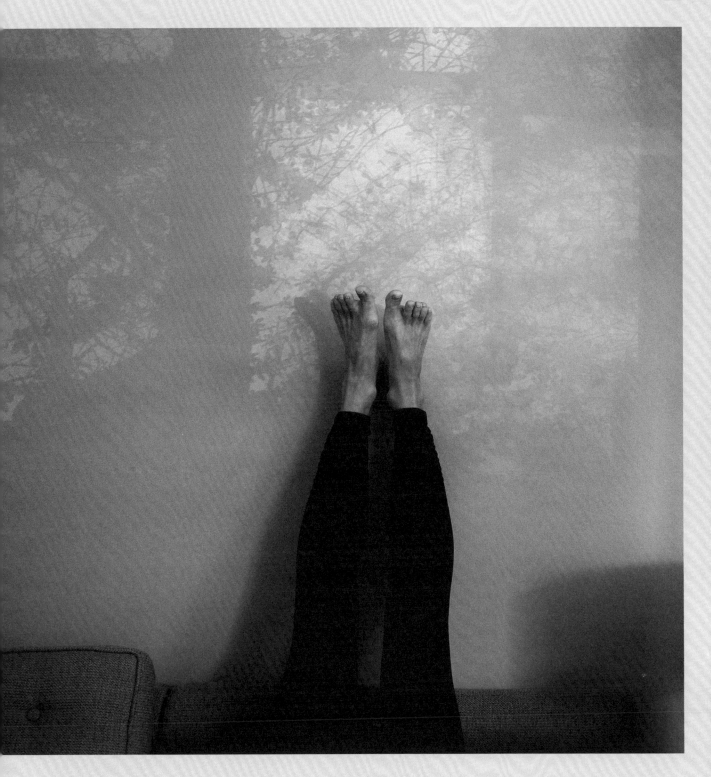

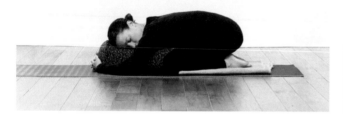

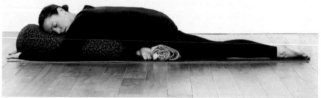

1.有支撑的婴儿式
保持 5 分钟

2.修复性的鸽子式
保持 3 分钟
左右两侧都要练习

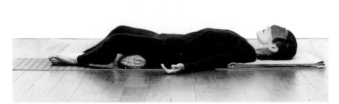

3.仰卧束角式
保持 5 分钟

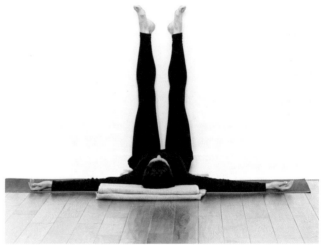

4.倒箭式
保持 5 分钟

瑜伽与自我关爱

　　我们生活在一种不断被各种彼此矛盾的信息轰炸的文化当中。一方面，我们始终被暗示去相信自己还不够好，而只要我们吃得更好，看起来更漂亮，工作得更努力，就可以得到幸福。另一方面，我们又总是被告知我们应该得到无限的放任。我们值得如此。我们应该宠爱自己。

　　所以，我们很多人被困于自我鞭策和自我放纵的循环中就不足为奇了。先是跟风减肥，紧接着大吃大喝；先是无节制地过度工作，紧接着享受昂贵的水疗放松。而瑜伽，至少在表面而言，往往被归入任一阵营：要不被归入惩罚性的热有氧操课程的一种；或者走向另一个极端，被简单地归为另一种形式的"我的时间"，就像一场爆米花电影或一次足疗（顺便说，两者我都喜欢！）。

　　练习的重点恰恰在于，它能够通过重新平衡你与自己的关系，使你摆脱抗拒／放纵的循环。而这只有通过真正的自我关爱才能做到，这种自我关爱是真诚而深刻的，甚至可能改变你的整个人生，成为你一生的滋养。

因为它是你真诚聆听自己的身体、头脑和心灵的产物，是一种对当下所处之处的深入探究。毕竟我们并不总是处于同样的状态中，也没有理由该当如此。我们所有人都处于循环当中，从呼吸的瞬时循环到生命的大循环，以及更多介于二者之间的循环。女性的需求改变贯穿于其整个生理周期，就像我们进入中年后也会改变需求，而每个人的需求在一天的循环当中也会发生改变。时间放大到一年中也一样，你会发现自己会随季节变化对不同的练习感兴趣。夏天时，我发现自己会本能地选择一些长而轻快的序列；冬天时，白天变短，我们的肢体自然也变得僵硬一些，于是不假思索地，我会做短一些的基础序列。

而事实的真相是，你必须去聆听才能知道自己真正想要什么，也只有那时，你才能为自己所需调整好自己。而这正是这番探寻的本质 —— 绝对的关注、完全的开放和不加评价 —— 这意味着它不仅是一种简单的诊断工具，也是一种面向未来的形式，一种确保自己从一开始就尽力避免陷入疲敝的方法。

这是自我关爱的真正目的，也是使其由单纯的个人主义上升到集体利益的东西。照顾好自己 —— 充分利用呼吸带来的真正平静的力量，想办法让自己睡得好，避免过度疲劳，找到平衡 —— 减轻医疗系统的负担而普遍性地提高国民的幸福感。自我关爱不是自私，它对社会福祉至关重要。

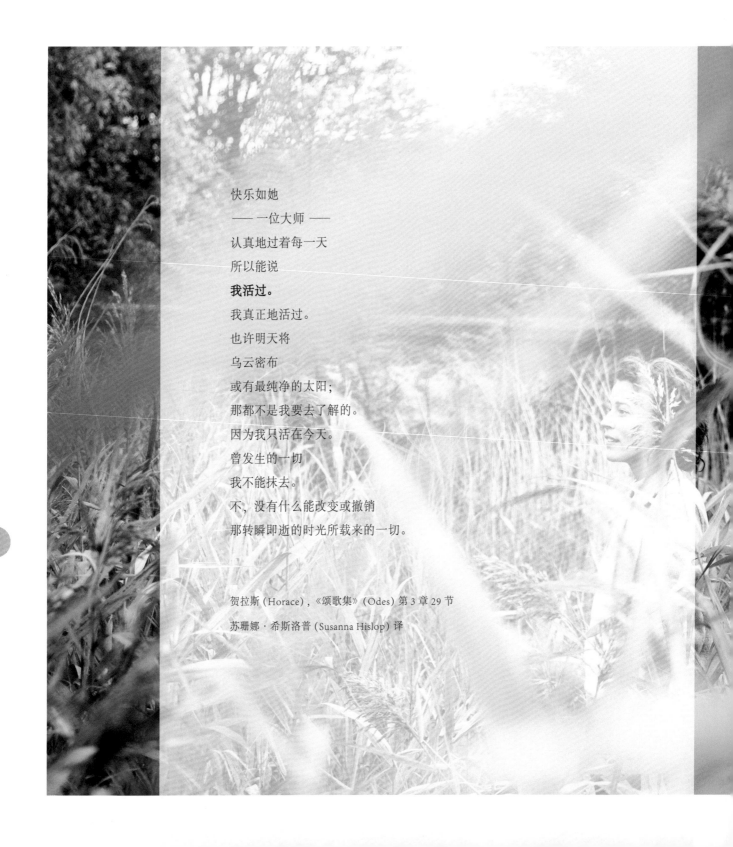

快乐如她
—— 一位大师 ——
认真地过着每一天
所以能说
我活过。
我真正地活过。
也许明天将
乌云密布
或有最纯净的太阳;
那都不是我要去了解的。
因为我只活在今天。
曾发生的一切
我不能抹去。
不,没有什么能改变或撤销
那转瞬即逝的时光所载来的一切。

贺拉斯 (Horace),《颂歌集》(Odes) 第 3 章 29 节

苏珊娜·希斯洛普 (Susanna Hislop) 译

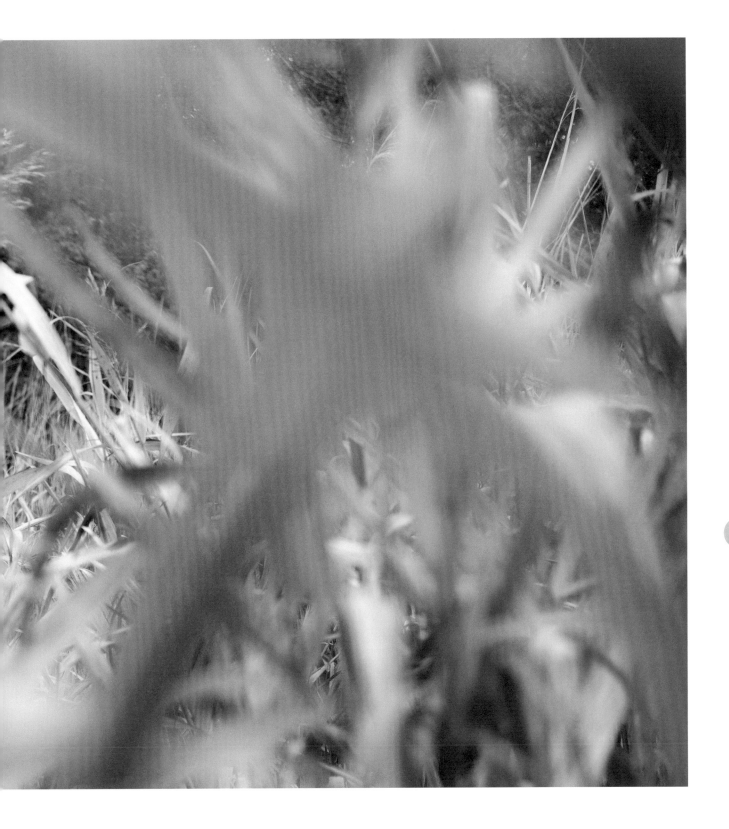

感谢

如果没有我的父母 —— 海伦和罗伯特·雷诺兹 (Helen and Robert Reynolds)，我可能永远没办法写出这本书。他们一直为我树立一种"能做到"的态度，而他们在我一生中给予的持续支持激励着我去挑战自我，做一些我从未想过自己能做到的事。谢谢你们，爸爸妈妈，我爱你们。

我同样要感谢我出色的代理人贝基·托马斯 (Becky Thomas)，是由我聪明绝伦的朋友克莱尔·斯特恩 (Clare Stern) 介绍我们认识的。还有夏洛特·克罗夫特 (Charlotte Croft)、霍莉·贾拉尔德 (Holly Jarrald) 以及布鲁姆斯伯里出版社的其他人员 —— 我想，我们组成了一个很棒的团队。也感谢露西·塞克斯·汤普森 (Lucy Sykes-Thompson) 所做的美丽设计。

非常感谢劳拉·爱德华兹 (Laura Edwards) 和斯各特·麦克斯温 (Scott MacSween) 的创造力、耐心及慷慨的精神。照片都太棒了。还有精美绝伦的插画。所以谢谢你，凯特·温特 (Kate Winter)，我喜欢你的工作和你。你让本书看起来如此美好，因为有你，艾瑞克·博拉曼尼亚 (Eryck Brahmania)，我的老朋友，你的内在与外在一样美好。

也感谢我亲爱的朋友，香提周日公司 (Shanti Sundays) 的特雷西·埃利斯 (Tracey Ellis) 为我们提供花饰抱枕，还有桑斯贝尔公司 (Sunspel) 和有机基础公司 (Organic Basics) 提供的可爱的衣服。还要谢谢苏珊娜·希斯洛普 (Susanna Hislop) 为贺拉斯 (Horace) 所写的诗歌做了充满启发性的翻译，并帮助我确定标题。感谢鲁丝·韦斯托比 (Ruth Westoby) 为阅读清单所提供的帮助。

很多老师和出色的学生帮我塑造了教学的方式。我要特别感谢杰出的波·福尔贝斯 (Bo Forbes) 给了我垫上和垫下的启发。当然，还有小巷瑜伽馆的所有老师和学生，尤其是亚当·霍克 (Adam Hocke)，感谢你的智慧和奉献。如果你曾在我的课上上过课，或我去上过你的课，那你就为本书做出了贡献。

最后谢谢你们，我亲爱的家人们。艾米利亚 (Amelia) 和吉迪恩 (Gideon)，你们启发我去启发你们。最后感谢我的爱人大卫 (David)，谢谢你为我所做的一切。

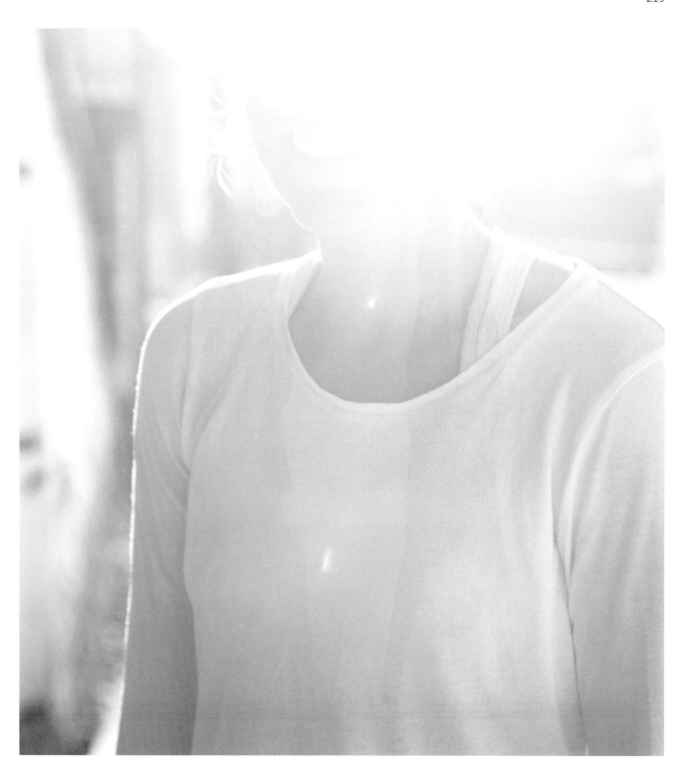

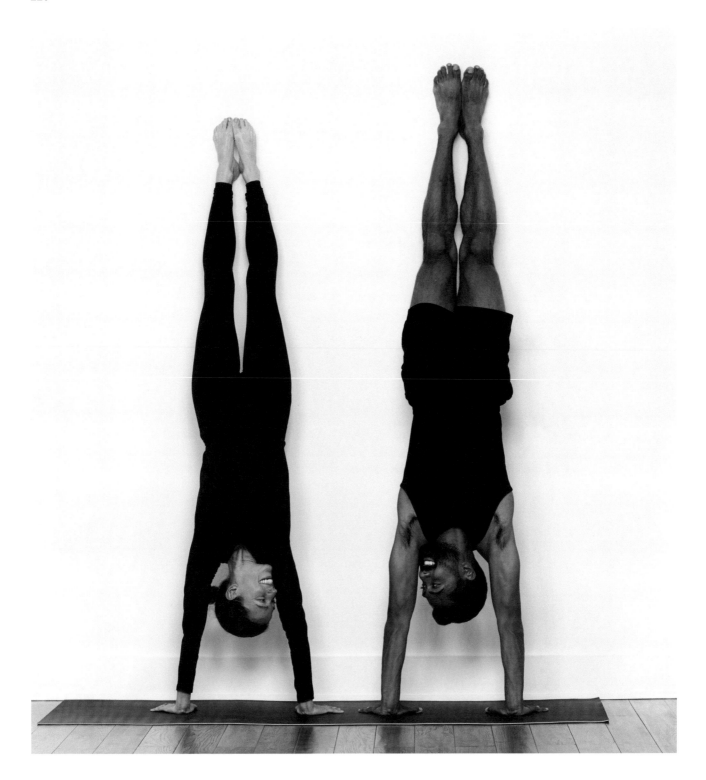

延伸阅读

Akers, Brian Dana (trans). *The Hatha Yoga Pradipika,* YogaVidya: Woodstock, 2002.

Bryant, Edwin. *The Yoga Sūtras of Patañjali,* North Point Press: New York, 2009.

Desikachar T.K.V. *The Heart of Yoga,* Inner Traditions Bear and Company, 1999.

Farhi, Donna. *The Breathing Book,* Owl Books: New York, 1996.

Flood, Gavin. *An Introduction to Hinduism,* Cambridge University Press: New York, 1996.

Forbes, Bo. *Yoga for Emotional Balance,* Shambhala: Boston and London, 2011.

Freeman, Richard. *Mirror of Yoga,* Shambhala: Massachusetts, 2010.

Hiriyanna, Mysore. *The Essentials of Indian Philosophy,* Motilal Banarsidass: Delhi, 1995.

Iyengar B.K.S. *Light on Yoga,* Harper, Thorsons, 1966.

Johnson, W.J. *The Bhagavad Gita,* Oxford University Press: Oxford, 1994.

King, Richard. *Indian Philosophy: an Introduction to Hindu and Buddhist Thought,* Maya: New Delhi, 2000.

Mallinson, James and Singleton, Mark. *Roots of Yoga,* Penguin: London, 2017.

Rosen, Richard. *The Yoga of Breath: A Step-by-step Guide to Pranayama,* Shambhala: Massachusetts, 2002.

Samuel, Geoffrey. *The Origins of Yoga and Tantra: Indic Religion to the Thirteenth Century,* Cambridge University Press: Cambridge, 2008.

White, David Gordon (Ed.). *Yoga in Practice,* Princeton University Press: Princeton, 2012.

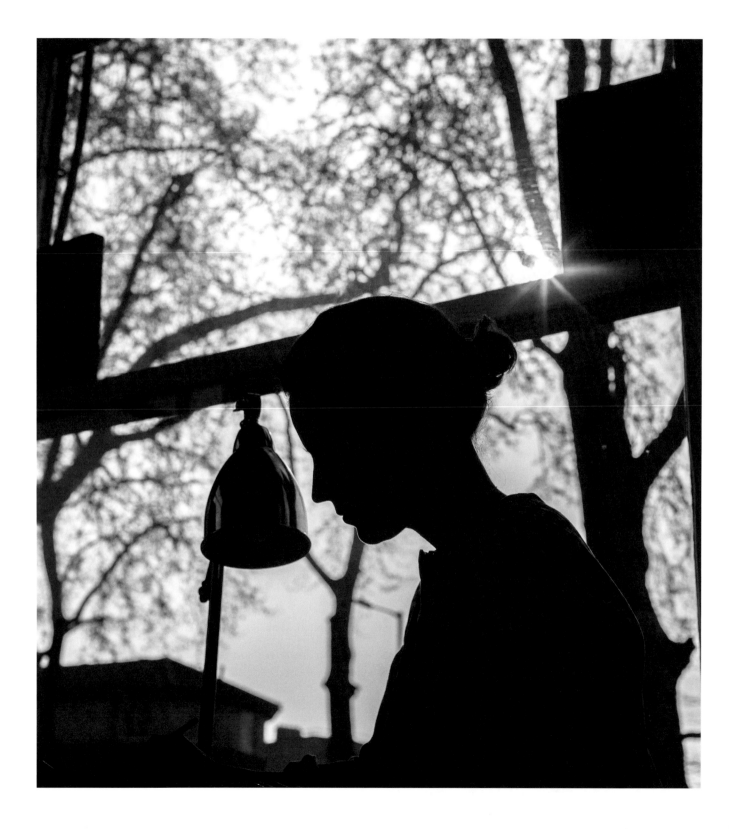

图书在版编目（CIP）数据

短而常的瑜伽 / （英）娜奥米·安南德著 ；缪妙译
. -- 北京 ： 北京联合出版公司，2023.1
ISBN 978-7-5596-6332-0

Ⅰ. ①短⋯ Ⅱ. ①娜⋯ ②缪⋯ Ⅲ. ①瑜伽—基本知
识 Ⅳ. ① R793.51

中国版本图书馆 CIP 数据核字（2022）第 119040 号

北京市版权局著作权合同登记号：01-2022-3819

短而常的瑜伽

作　　者：[英] 娜奥米·安南德
译　　者：缪　妙
出 品 人：赵红仕
策　　划：乐府文化
责任编辑：管　文
责任印制：耿云龙
特约编辑：刘美慧
营销编辑：云　子　帅　子
装帧设计：崔晓晋

北京联合出版公司出版
（北京市西城区德外大街 83 号楼 9 层　100088）
北京联合天畅文化传播公司发行
北京启航东方印刷有限公司印刷　新华书店经销
182 千字　889 毫米 ×1194 毫米　1/16　14.25 印张
2023 年 1 月第 1 版　2023 年 1 月第 1 次印刷
ISBN 978-7-5596-6332-0
定价：128.00 元